LES FAMILLES

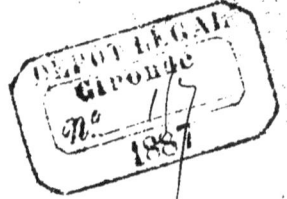

D'ÉPILEPTIQUES

PAR

Le Dr Henry BOMBART

INTERNE DES ASILES

———————————

BORDEAUX

IMPRIMERIE G. GOUNOUILHOU

11, — RUE GUIRAUDE, — 11

—

1887

LES FAMILLES

D'ÉPILEPTIQUES

PAR

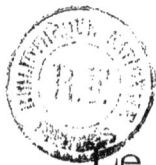

Le Dr Henry BOMBART

INTERNE DES ASILES

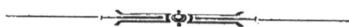

BORDEAUX

IMPRIMERIE G. GOUNOUILHOU

11, — RUE GUIRAUDE, — 11

—

1887

INTRODUCTION

L'étude approfondie des auteurs est loin d'être suffisante pour celui qui veut apprendre la pathologie mentale. Eût-il à sa disposition de nombreux malades, comme dans un asile d'aliénés, il irait quand même, étourdi par la trop grande variété des délires, trompé par la multiplicité des causes, toujours incertain de son diagnostic s'il n'avait près de lui, pour le guider, un maître sûr et expérimenté.

Interne à l'asile d'aliénés de la Roche-sur-Yon, nous avons eu le bonheur de trouver ce guide dans notre Directeur, qui se montra pour nous ce qu'il fut toujours pour ses internes : un maître aimable, un professeur érudit et surtout un ami. Praticien remarquable et auteur de travaux connus, M. le Dr Cullerre a montré ce qu'il pouvait être comme professeur dans ses leçons à l'École de médecine de Marseille: mais il nous a été donné particulièrement d'apprécier ses qualités de clinicien. Dans la visite de chaque jour au milieu des malades, pendant leur examen attentif lors de leur entrée à l'asile, pendant la recherche des antécédents à l'interrogatoire des parents, à l'occasion du moindre événement, notre cher Directeur nous prodiguait ses bonnes leçons. En attendant, nous en émettons le vœu, que d'autres plus nombreux soient un jour à même de profiter de cet enseignement, nous allons le résumer en partie dans ce travail que nous offrons à M. le Dr Cullerre en témoignage de notre reconnaissance et de notre attachement pour lui et pour sa famille.

De nombreux auteurs ont étudié l'épilepsie dans ses causes et dans ses effets, et l'hérédité de l'épilepsie est assez généralement admise. Aussi, nous n'avons pas l'intention de la prouver, et l'admettant comme démontrée, notre but est de l'étudier dans ses manifestations, de montrer comment la folie de l'ascendant peut être cause de l'épilepsie chez le descendant, et de chercher quels sont les modes de l'aliénation mentale quand on la trouve dans la famille d'un épileptique.

Nos observations personnelles ne sont pas très nombreuses, mais M. Cullerre ayant bien voulu mettre les siennes à notre disposition, nous avons pu constituer un groupe de cent dix familles dans lesquelles, en même temps que l'épilepsie, on rencontre soit la folie, soit les névroses, l'apoplexie, la paralysie, l'alcoolisme, etc.; ce sont là nos « familles d'épileptiques » qui vont faire la base de ce travail.

Après avoir donné d'une façon rapide les opinions des auteurs modernes sur le rôle de l'hérédité dans l'épilepsie, nous établirons la statistique des 294 malades que nous ont fournis nos 110 familles, et nous l'étudierons d'une façon générale. Prenant ensuite chaque grand groupe en particulier, nous verrons dans notre chapitre III si l'hérédité similaire existe, et nous montrerons combien il est utile de tenir compte de l'hérédité collatérale. Le chapitre IV sera complètement consacré aux caractères de la folie dans les familles d'épileptiques, et nous nous efforcerons de faire ressortir combien elle porte toujours le cachet de la dégénérescence mentale la plus considérable; enfin, dans le Ve chapitre, nous nous occuperons des affections congestives de l'encéphale en relation d'hérédité avec l'épilepsie, et nous étudierons spécialement le rôle considérable que l'intoxication alcoolique peut jouer dans la production de cette cruelle maladie.

M. le professeur Blarez, notre parent et notre ami, nous a toujours aidé et dirigé dans nos études; nous le remercions de ses bons conseils et nous lui faisons hommage de cette étude, comme preuve de notre affectueuse reconnaissance.

C'est dans le service de M. le professeur Pitres que nous avons commencé l'étude des maladies nerveuses; nous lui sommes reconnaissant du bienveillant intérêt qu'il nous a toujours témoigné, et nous le remercions d'avoir bien voulu accepter la présidence de notre thèse.

FAMILLES D'ÉPILEPTIQUES

I

HISTORIQUE

Le rôle de l'hérédité, comme cause prédisposante de l'épilepsie, a donné lieu jusqu'ici aux interprétations les plus diverses. Nul pour les uns, pour d'autres ce rôle domine complètement l'étiologie de la maladie sacrée, tandis que pour un groupe intermédiaire il est important sans avoir rien de fatal. Ces différentes façons d'envisager la question ont donné lieu à un nombre d'opinions tellement considérable que, renonçant à les passer en revue, nous nous contenterons d'exposer les principales d'entre elles et de dire quels sont à ce sujet l'état de la science et la solution actuellement admise d'une façon générale.

Les auteurs qui se sont occupés de l'hérédité dans l'épilepsie appartiennent à trois catégories. Les uns n'ont eu en vue dans leurs recherches que l'hérédité directe; quelques autres, envisageant l'hérédité dans le sens le plus large du mot, ont étudié non seulement l'hérédité directe, mais encore l'hérédité sous toutes ses formes et dans toutes ses transformations dans ses rapports avec l'épilepsie. Les derniers et les plus nombreux ont pensé que c'était se placer à un point de

2

vue trop étroit que de ne considérer que l'hérédité épileptique directe, et remarquant l'association fréquente dans les familles d'épileptiques du mal sacré et des autres névroses, ils ont considéré l'hérédité comme ne devant pas être seulement épileptique, mais encore névropathique.

Si l'on examine tous ces témoignages contradictoires, on voit que l'opinion de chaque auteur cadre assez bien avec sa propre conception du rôle et des limites de l'hérédité. Ceux qui ne considèrent que l'hérédité directe ou similaire, sauf Hippocrate et les médecins antérieurs à notre siècle, comme Boerhave, Zacutus, Lusitanus, Stahl, Coplard, Hoffmann, Chègne, ou nient complètement le rôle de l'hérédité ou ne lui donnent qu'une importance extrêmement restreinte. Cette dernière opinion est aussi celle de Maisonneuve[1], de Tissot[2], de Luillier [3], de Bastos [4], de Beau [5], de Leuret [6], de Valleix [7], de Gintrac [8].

Louis nie absolument toute influence de l'hérédité dans les maladies, et par conséquent ne l'admet pas pour l'épilepsie.

Doussin-Dubreuil [9] émet une opinion non moins radicale. Selon lui, pour admettre le rôle de l'hérédité, il faudrait que tous les enfants nés d'épileptiques devinssent eux-mêmes épileptiques, parce que dans le cas de transmissions partielles la maladie de l'enfant atteint peut avoir une autre origine que l'hérédité.

Delasiauve [10] ne croit pas devoir reconnaître l'influence

[1] MAISONNEUVE, *Recherches et observations sur l'épilepsie;* Paris, 1803.
[2] TISSOT, *Traité de l'Épilepsie.*
[3] LUILLIER, *thèse de Paris,* 1803.
[4] BASTOS, *De l'Épilepsie,* thèse de Paris, 1824.
[5] BEAU, *Archives de médecine,* IIe série, t. XI.
[6] LEURET, *Archives de médecine,* 1843.
[7] VALLEIX, *Guide du médecin praticien,* t. IX.
[8] GINTRAC, *Mémoires de l'Académie de Médecine.*
[9] DOUSSIN-DUBREUIL, *De l'Épilepsie.*
[10] DELASIAUVE, *Traité de l'Épilepsie;* Paris, 1854.

des autres névroses dans la production de l'épilepsie. Ne recherchant les preuves de l'hérédité que dans le domaine même de l'affection, il arrive à cette conclusion que la sphère de transmission de la maladie est extrêmement restreinte.

Morel ([1]) n'admet pas la transmission de l'épilepsie des parents aux enfants.

Pour Lasègue ([2]), qui considère l'épilepsie non comme une maladie, mais comme une infirmité, elle ne peut s'acquérir que par un traumatisme, ou par une malformation spontanée.

Nous lisons dans Legrand du Saulle ([3]) : « Contrairement à tout ce qui s'est dit depuis deux mille ans, l'épilepsie n'est transmissible par voie génératrice que dans un douzième des cas. Cette proportion, indiquée déjà par moi en 1864, a été depuis discutée, contrôlée et justifiée. Le fait est certain; on doit donc cesser désormais d'affirmer que l'épilepsie est une maladie essentiellement héréditaire. »

Moreau (de Tours) ([4]) fait partie de ceux qui envisagent l'hérédité dans un sens très général. S'appuyant sur le principe hypothétique de la transformation des maladies par voie d'hérédité, il agrandit outre mesure le cadre des prédispositions héréditaires à la maladie et y fait figurer la phtisie, la scrofule et l'ivrognerie. Il est bon de remarquer que ses observations, réduites à la seule hérédité similaire et névropathique, sont de la plus haute importance puisqu'elles démontrent le rôle considérable de la prédisposition créée par l'existence dans la famille de l'épilepsie et des diverses névroses.

([1]) MOREL, *Traité des maladies mentales;* Paris, 1860.

([2]) LASÈGUE, *De l'Épilepsie par malformation du crâne. Études médicales.*

([3]) LEGRAND DU SAULLE, *Étude médico-légale sur l'état mental des épileptiques;* Paris, 1877.

([4]) MOREAU (de Tours), *Étiologie de l'épilepsie; Mémoires de l'Académie de Médecine;* Paris, 1854.

M. A. Voisin ([1]), argumentant de même, a noté que, sur 95 épileptiques, 12 avaient des antécédents scrofuleux ou tuberculeux francs, 12 avaient des ascendants morts d'alcoolisme chronique, et que les 41 autres comptaient parmi leurs ascendants des névrosiques, des hystériques, des choréiques.

H. Martin ([2]) a relevé 83 observations d'épileptiques dans lesquelles l'alcoolisme des parents joue le rôle de cause prédisposante.

Si nous en arrivons maintenant aux auteurs qui ont principalement étudié le rôle de l'hérédité névropathique, nous allons les trouver d'un avis presque unanime.

Herpin ([3]) admet et prouve l'existence de l'épilepsie et des maladies de nature nerveuse dans les familles d'épileptiques.

Bouchet et Cazauvielh ([4]) trouvent sur 110 observations, 31 cas où il y a des aliénés, des épileptiques, des imbéciles dans la famille.

Hammond ([5]), sur 171 cas, aurait trouvé 21 fois l'épilepsie chez les ascendants ou collatéraux et 24 fois l'aliénation mentale, l'hystérie, le nervosisme, les névralgies intenses.

Prosper-Lucas ([6]) dit : « Le rôle de l'hérédité dans le développement de cette maladie se manifeste avec de tels caractères, qu'à moins de fermer les yeux on ne peut manquer de la voir. L'hérédité se montre sous chacune des formes qui lui appartiennent. Elle s'y produit sous celle d'hérédité directe, et se succède à la seconde, à la troisième, et même à la quatrième génération.

» Elle s'y produit sous celle, tout aussi évidente, tout aussi

([1]) Article *Épilepsie*, Dictionnaire de Jaccoud.
([2]) *Annales médico-psychologiques*, 1879.
([3]) HERPIN, *Du Pronostic et du Traitement de l'Épilepsie;* Paris, 1852.
([4]) BOUCHET ET CAZAUVIELH, *Archives générales de médecine;* 1825 et 1826.
([5]) HAMMOND, *Journal of mental and nervous diseases;* New-York, 1882.
([6]) PROSPER-LUCAS, *Traité de l'Épilepsie*, t. II; Paris, 1850.

positive, comme nous l'avons prouvé, d'hérédité indirecte ou collatérale.

» Elle s'y produit enfin, comme l'ont attesté Boerhave, Quarin, Saillant, Maisonneuve, Cheyne, etc., avec une grande fréquence, sous la forme si remarquable que nous avons nommée hérédité en retour. »

A. Foville ([1]), dans un important travail sur la question qui nous occupe, arrive aux conclusions suivantes : l'épilepsie est transmissible par l'hérédité; des parents épileptiques courent le danger de perdre en bas âge une proportion considérable de leurs enfants; parmi les survivants, un quart environ seront atteints d'épilepsie, plusieurs seront aliénés; l'épilepsie a beaucoup plus de tendance à se reproduire chez les descendants du même sexe que les ascendants malades, que chez ceux du sexe opposé.

Echeverria ([2]) a fourni récemment des données statistiques de la plus haute importance. 136 épileptiques hommes ou femmes ont eu 553 enfants. Sur ce nombre, 105 seulement sont bien portants, 195 sont morts de convulsions dans l'enfance, 78 sont épileptiques, 18 sont idiots, 11 sont aliénés, 45 sont hystériques, 39 paralytiques, etc. En prenant en considération le cas où le père et la mère furent épileptiques, il a trouvé que l'hérédité paternelle existait dans 61 cas, l'hérédité maternelle dans 73 cas, l'hérédité double dans un seul cas.

La proportion des cas où l'hérédité est évidente est, selon Echeverria, de 28 0/0, et selon Reynolds, de 31 0/0. Gowers ([3]), dans ses propres observations, trouve une proportion un peu plus forte : sur 1,218 cas où les recherches anamnestiques

([1]) A. FOVILLE, Recherches cliniques et statistiques sur la transmission héréditaire de l'épilepsie. (Annales médico-psych.; 1868.)
([2]) ECHEVERRIA, Journal of mental science; 1880.
([3]) W.-R. GOWERS, Epilepsy and other chronic convulsive diseases; London, 1881.

furent faites avec soin, 429, soit 35 0/0, présentaient sans le moindre doute une prédisposition héréditaire névropathique. L'hérédité maternelle est plus fréquente que celle du père. Il y a une tendance évidente de la transmission de la maladie au sexe du même nom (du père au fils, de la mère à la fille). De toutes les maladies nerveuses qui peuvent jouer un rôle dans l'hérédité des épileptiques, l'épilepsie est incontestablement et de beaucoup la plus fréquente; viennent ensuite l'aliénation mentale, la chorée, les paralysies infantiles.

Enfin, c'est dans la thèse de M. Déjérine (¹) que nous trouvons le dernier travail paru sur cette question :

« Si, dit-il, j'examine le résultat que me fournit le dépouillement de 350 observations recueillies par Bourneville soit à la Salpétrière, soit dans son service de Bicêtre, et que cet auteur a mises obligeamment à ma disposition, je constate que l'épilepsie des ascendants directs prédispose leurs descendants à l'épilepsie... Si maintenant j'envisage les affections nerveuses constatées chez les ascendants, il me paraît certain que les familles des épileptiques sont atteintes d'une tare nerveuse prédisposant certains de leurs membres à l'épilepsie. »

Sur les 350 épileptiques de M. Bourneville, 244, soit 67 0/0, avaient des antécédents héréditaires. La prédisposition a consisté dans l'alcoolisme, 51,6 0/0; les migraines, 24,5 0/0; l'épilepsie, 21,2 0/0; l'aliénation mentale, 16,8 0/0; puis viennent, par ordre de fréquence, l'hystérie, le nervosisme, le suicide, les convulsions, l'idiotie, les névralgies, etc.

Un fait à noter, parce qu'il a sans doute une certaine importance au point de vue de la nature de l'épilepsie, et parce qu'il tend à démontrer que c'est une affection primitivement dynamique dans laquelle la sclérose n'est que secondaire,

(¹) *L'Hérédité dans les maladies du système nerveux*; Paris, 1886.

l'ataxie ne vient qu'en dernière ligne et ne figure que pour 0,4 0/0 dans cette statistique de l'hérédité de l'épilepsie.

Nous croyons donc, en résumé, que la plupart des auteurs les plus récents, ayant opéré sur une grande masse d'observations, arrivent à cette conclusion que l'épilepsie se transmet dans quelques cas d'une façon similaire, et que dans un très grand nombre d'autres elle reconnaît comme cause prédisposante les affections névropathiques des ascendants.

II

STATISTIQUE ET CONSIDÉRATIONS GÉNÉRALES

Notre travail sur l'hérédité épileptique est basé sur 110 observations d'épilepsie. Recueillir ces observations nous eût été impossible, et c'est à M. le Dr Cullerre que nous devons, comme nous l'avons déjà dit, le plus grand nombre d'entre elles. Nous avons pu, grâce à lui, rassembler les observations de 110 familles névropathiques présentant chacune un ou plusieurs membres atteints d'épilepsie. Cet ensemble nous a fourni un total de 294 faits de maladies nerveuses, en faisant entrer parmi les collatéraux depuis l'aïeul jusqu'aux cousins germains inclusivement. On nous reprochera sans doute d'avoir introduit dans notre statistique un degré de parenté un peu éloigné, mais nous espérons démontrer qu'au point de vue spécial de l'hérédité, il a une très réelle importance.

Si, de nos 294 cas de maladies nerveuses, nous retranchons nos 110 épileptiques représentant chacun une famille, il nous reste 184 cas, qui se décomposent comme l'indique le tableau suivant :

MALADIES	HÉRÉDITÉ DIRECTE		HÉRÉDITÉ collatérale	TOTAL	POUR CENT
	paternelle	maternelle			
Épilepsie.........	6	3	51	60	32,6
Folie...........	4	2	66	72	39,1
Idiotie..........	»	»	21	21	11,4
Paralysies........	3	2	12	17	9,2
Morts subites.......	3	1	3	7	3,2
Névroses diverses....	3	1	3	7	3,2
TOTAL........	19	9	156	184	»

Comme dans ce tableau il ne s'agit que des cas groupés autour d'un épileptique, il s'ensuit que les rapports changeront si nous prenons l'ensemble des 110 familles névropathiques et si nous cherchons comment les maladies nerveuses se les partagent; nous ajoutons pour cela nos 110 épileptiques primordiaux aux 60 que nous avions et nous trouvons :

MALADIES	NOMBRE	POUR CENT
Épilepsie.	170	57,8
Folie	72	24,4
Idiotie	21	7,1
Paralysies.	17	5,7
Morts subites.	7	2,3
Névroses diverses	7	2,3
Total.	294	»

Nous voyons de suite que dans les familles à hérédité névropathique où l'épilepsie se manifeste, on la trouve au premier rang, 57,8 0/0, tandis que la folie ne se rencontre que 24,4 0/0. Ajoutons que dans 29 de ces familles, c'est-à-dire 26,3 0/0, nous n'avons trouvé que des cas d'épilepsie.

Ces résultats sont conformes aux statistiques dressées par les auteurs qui ont spécialement traité de l'épilepsie. Gowers [1] constate que des maladies nerveuses qu'on peut trouver dans les antécédents des épileptiques, l'épilepsie est incomparablement la plus fréquente et se rencontre dans les trois quarts des cas. Ce chiffre prend une grande importance, si nous rappelons que sur 1,218 épileptiques, cet auteur en a trouvé 429, soit 35 0/0, qui présentaient de l'hérédité névropathique.

Echeverria [2], opérant sur 300 cas, trouve une proportion

(1) GOWERS, loc. cit.
(2) ECHEVERRIA, On Epilepsy; New-York, 1870.

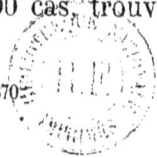

de 28 0/0, et celle qu'indique Reynolds[1] pour un plus petit nombre de cas est de 31 0/0.

Tous les auteurs qui admettent l'hérédité épileptique, ont noté la tendance évidente à la transmission du père au fils et de la mère à la fille, et comme on trouve l'hérédité épileptique plus fréquemment chez la femme que chez l'homme, on la trouvera plus souvent aussi chez la fille que chez le fils. C'est ainsi que Gowers, opérant toujours sur ses 429 cas d'hérédité, donne les proportions suivantes :

Hérédité chez l'homme, 45 0/0 ; chez la femme, 55 0/0.

Hérédité paternelle	34 0/0
— maternelle	40
— double	5
— collatérale	21
	100

Disons de suite que nos observations ne nous ont pas confirmé la règle de cette transmission plus fréquente du père au fils, de la mère à la fille. Ainsi, dans nos 9 cas d'hérédité directe, nous trouvons que les 6 pères épileptiques ont donné naissance à 4 filles et 2 garçons atteints du même mal, et que les 3 mères ont donné naissance à 3 garçons épileptiques.

Avant d'entrer dans l'étude des rapports de nos épileptiques avec leurs ascendants et leurs collatéraux, il eût peut-être été bon de parler un peu de l'épilepsie, mais cela nous mènerait trop loin et nous nous contenterons d'expliquer comment nous divisons cette cruelle maladie.

Donner une classification de l'épilepsie, nous n'oserions pas le tenter, mais, pour la facilité de l'étude, nous avons adopté une division basée sur les caractères cliniques de la maladie, en même temps que sur l'époque de son apparition. En la donnant ici, nous n'avons l'intention ni de la proposer, ni de la discuter : c'est un moyen que nous avons adopté pour simplifier un peu l'étude de ce mal si complexe, et nous en faisons mention pour n'avoir plus à expliquer les termes dont nous pourrons nous servir dans le cours de ce travail.

Nous admettons trois grandes formes d'épilepsie : l'épilepsie de l'enfance, l'épilepsie de l'adolescence et l'épilepsie tardive. Nous allons exposer comment nous comprenons chacune d'elles.

Épilepsie de l'enfance. — Dans la catégorie de faits que nous désignons sous le nom d'épilepsie de l'enfance, la maladie convulsive s'est déclarée en général dans les cinq premières années de la vie et dans des conditions diverses : à la suite de convulsions, d'une fièvre cérébrale, d'accidents méningitiques, etc.; pour certains auteurs, elle serait due à une thrombose spontanée d'un vaisseau cérébral[1]; on l'a vue coïncider avec certains arrêts de développement du cerveau comme la porencéphalie[2] ou avec l'hypertrophie de l'encéphale[3]; mais le plus fréquemment elle est en relation avec l'atrophie de l'un des hémisphères cérébraux et plus particulièrement de l'hémisphère gauche. C'est pourquoi on voit si souvent l'épilepsie de l'enfance s'accompagner d'hémiplégie et revêtir la forme partielle d'une façon plus ou moins nette[4]. Les cas de ce genre se rapprochent considérablement de l'épilepsie partielle qui survient chez les adultes à la suite d'une lésion circonscrite intéressant les régions motrices du cerveau.

[1] Gowers, loc. cit., p. 129.
[2] Observation appartenant à M. le Dr Cullerre.
[3] Brunet, Annales.
[4] Cotard, De l'Atrophie cérébrale; thèse de Paris, 1869. — Bourneville. Société anatomique, 1878.

Presque tous les sujets atteints de l'épilepsie de l'enfance sont frappés dans leurs fonctions intellectuelles; ils appartiennent à presque tous les degrés de la déchéance psychique, depuis la simple insuffisance jusqu'à l'idiotie la plus complète. Ils forment à ce point de vue un groupe parfaitement naturel et plus homogène qu'au point de vue comitial.

En résumé, il s'agit d'enfants idiots, arriérés et instinctifs, frappés de lésions cérébrales multiples et présentant des convulsions épileptiques qui peuvent se rattacher aux différentes formes de l'épilepsie.

Épilepsie de l'adolescence. — Cette seconde catégorie répond assez bien au type de l'épilepsie vraie décrite par le professeur Lasègue ([1]) et attribuée par lui à une déformation spontanée de la base du crâne à l'époque de la consolidation des os dans cette région; elle est cependant plus extensive que celle du savant professeur, ce que nous attribuons à la différence des milieux où nous avons puisé nos observations.

Pour Lasègue, en effet, l'épilepsie de l'adolescence n'apparaîtrait que de 10 à 18 ans, période pendant laquelle s'accomplit la consolidation de la base du crâne. D'après nos chiffres, cette période doit être étendue de 7 à 25 ans et même au delà.

Nous avons cherché les causes de cette divergence, et nous croyons pouvoir émettre l'hypothèse que, dans les familles fortement entachées d'hérédité morbide (et celles de nos 110 épileptiques le sont toutes), des perturbations plus ou moins considérables peuvent se produire dans la marche du développement physique, parallèlement à celles que l'on remarque dans le développement intellectuel et moral. Dans cette hypothèse, on peut en effet s'expliquer que la consolidation des os du crâne puisse se faire plus tôt ou plus tard que

([1]) LASÈGUE, *De l'Épilepsie par malformation du crâne. (Études médicales.)*

dans l'état physiologique. Du reste, n'a-t-on pas souvent attribué l'idiotie à une ossification prématurée des sutures crâniennes ?

Ce qui différencie l'épilepsie des adolescents de l'épilepsie de l'enfance et ce qui la caractérise, c'est l'absence de toute lésion physique autre que la déformation crânienne; elle se manifeste spontanément, atteignant d'emblée ou après quelques tâtonnements la forme qu'elle conservera par la suite, et cela sans cause manifeste autre que les causes occasionnelles banales connues.

Disons sans autre développement que l'épilepsie de l'adolescence se divise en trois groupes : le premier va de 7 à 10 ans et se compose d'enfants d'un développement intellectuel incomplet, mais doués de bonne heure des plus mauvais instincts, des tendances au vol, à la dépravation, à l'incendie. Bientôt à ces troubles intellectuels font suite des troubles nerveux, puis des accès incomplets d'épilepsie précédant de quelques mois ou de quelques années l'apparition des grands accès classiques.

Le deuxième groupe, de 12 à 18 ans, répond exactement à l'épilepsie vraie de Lasègue. Les accès épileptiques y précèdent toujours les accès intellectuels, qui généralement surviennent longtemps après le début des accès avec une forme très nette, aiguë, intermittente et aboutissant tardivement à la démence.

Le troisième groupe pourrait s'appeler l'épilepsie tardive de l'adolescence; il se compose des cas où les premières atteintes sont légères et passent inaperçues, laissant prendre ainsi un caractère tardif à l'éclosion de la maladie.

L'épilepsie de l'adolescence peut se rencontrer dans une famille en même temps que l'épilepsie de l'enfance.

Épilepsies tardives. — Nous désignons sous le nom d'épilepsies tardives un groupe de faits dans lesquels on constate chez un individu arrivé à un âge plus ou moins avancé de la vie des attaques convulsives de nature comitiale, sans que ces accidents puissent être attribués à une lésion organique des centres nerveux, au moins appréciable à nos investigations et capable d'expliquer les accidents. — Elles se développent entre 30 et 50 ans, débutant d'une façon soudaine ou par des accidents vagues qui ne se dessineront que plus tard; elles peuvent survenir dans le cours de la folie.

On rencontre les épilepsies tardives dans les familles névropathiques avec les autres maladies du système nerveux et avec les épilepsies de l'adolescence et de l'enfance.

Si nous jetons un coup d'œil d'ensemble sur l'hérédité dans ces trois grandes formes d'épilepsie, nous arrivons aux résultats suivants :

Épilepsies de l'enfance : 60 observations :

```
Parents épileptiques...........  25
   —     aliénés...............  18
   —     idiots ou imbéciles...   8
Paralysies diverses............   6
Morts subites..................   3
                                ———
                                 60
```

Nous trouvons donc dans les familles où nous rencontrons l'épilepsie de l'enfance, 63 0/0 pour l'épilepsie et 19 0/0 pour la folie.

Épilepsies de l'adolescence : 51 observations :

```
Parents épileptiques...........  40
   —     aliénés...............  27
   —     idiots ou imbéciles...   3
Paralysies.....................   9
Névroses.......................   2
Morts subites..................   6
```

En ajoutant nos 51 épileptiques qui ont fourni les observations, nous obtenons 66 0/0 pour l'épilepsie, 27 0/0 pour la folie.

Ces proportions sont assez analogues pour les deux premières formes de l'épilepsie.

Épilepsies tardives : 11 observations :

Épilepsie...................... 7
Folie......................... 7
Idiotie....................... 3
Paralysies.................... 3

En ajoutant ici encore les épileptiques qui ont fourni les observations, nous trouvons que le rapport est analogue ou à peu près à celui des autres formes d'épilepsie, car nous obtenons 58 0/0 pour l'épilepsie et 22 0/0 pour la folie.

Si nous comparons ces proportions à celles que nous a données le tableau de nos 294 malades, nous voyons qu'elles sont sensiblement les mêmes, puisque nous avions obtenu 57,8 0/0 pour l'épilepsie et 24,4 0/0 pour la folie.

Mais que l'épilepsie de l'enfance paraisse uniquement liée à des dégénérescences psychiques ou consécutives à des lésions organiques, que l'épilepsie de l'adolescence coexiste avec un vice de conformation de la base du crâne et que l'épilepsie tardive existe en même temps qu'une lésion organique des centres nerveux appréciable ou non, toutes ces formes n'en sont pas moins reliées par un fait commun, l'accès convulsif qui leur constitue un lien de parenté indéniable.

Nous en trouvons une preuve dans l'expérience de M. Brown-Sequard [1]; il a remarqué, en effet, que les cochons d'Inde, qui, à la suite de certaines blessures de la moelle épinière, étaient devenus sujets à des accès convulsifs épileptiques ou épileptiformes, pouvaient encore se reproduire, mais que les

[1] *Société de Biologie,* 1859, p. 194.

petits étaient sujets eux-mêmes à des crises convulsives analogues à celles de leurs parents. Jamais M. Brown-Sequard n'a observé de crises semblables parmi les descendants des cochons d'Inde qui n'avaient pas été soumis à ce mode d'expérimentation.

En résumé, nos 110 observations peuvent être divisées en trois classes au point de vue de l'hérédité : 1° dans le premier groupe, l'épilepsie domine exclusivement ou presque exclusivement; 2° dans le second, en même temps que l'épilepsie, on rencontre diverses formes de folie; 3° dans le troisième groupe, en même temps que le mal caduc on trouve les formes les plus disparates des névroses, principalement les dégénérescences psychiques avancées, l'insuffisance mentale, l'imbécillité, l'idiotie; 4° enfin, parallèlement à la maladie qui nous occupe, on rencontre certaines maladies des centres nerveux, qui relèvent de diverses lésions organiques.

III

HÉRÉDITÉ ÉPILEPTIQUE

La plupart des auteurs n'admettent pas la transmission similaire directe de l'epilepsie; Lasègue et Legrand du Saulle la repoussent absolument. Toutefois leur opinion a trouvé de nombreux contradicteurs : Moreau (de Tours) admet ce mode d'hérédité dans 24 0/0 des cas; Ach. Foville et Gowers disent que l'épilepsie a de la tendance à se reproduire dans les descendants de même sexe que l'ascendant atteint.

Parmi les statistiques publiées par le Dr Echeverria ([1]), nous trouvons la suivante : 136 épileptiques mariés ont donné naissance à 533 enfants sur lesquels 195 sont morts en bas âge de convulsions; au nombre des survivants on compte 78 épileptiques. L'auteur fait en outre remarquer que la transmission de l'épilepsie ne se fait pas exclusivement de la mère à la fille et du père au fils, comme on l'a prétendu, mais que les mères épileptiques transmettent leur mal à un plus grand nombre d'enfants que les pères.

D'après les faits que nous avons recueillis, sur 110 épileptiques présentant des antécédents héréditaires, 9 avaient reçu la maladie directement de leurs parents. Ce chiffre prend une importance considérable si nous faisons abstraction des cas où la tare héréditaire consiste en maladies nerveuses autres que l'épilepsie, car il nous reste alors 34 épileptiques n'ayant dans leur parenté morbide que des épileptiques : pères et

_____

([1]) ECHEVERRIA, *American Journal of Insanity*, January 1880.

mères, oncles, tantes, frères, sœurs et cousins germains. Nous pouvons donc dire que lorsqu'il y a hérédité similaire, nous trouvons la transmission directe du père et de la mère aux enfants, à peu près dans le tiers des cas.

On peut se demander s'il serait possible de concilier les opinions si opposées des auteurs relativement à cette cruelle maladie. Nous croyons que la chose est facile si, laissant de côté les données générales de la statistique, on pénètre dans l'intimité des faits afin d'examiner la physionomie que revêt la maladie chez les parents et chez les enfants, dans les cas de transmission similaire directe.

Lasègue, Legrand du Saulle, et ceux qui ont soutenu une opinion analogue à la leur, n'ont eu en vue, la chose est évidente au moins pour les deux premiers, qu'une certaine catégorie d'épileptiques, ceux qu'on pourrait appeler les épileptiques vrais et qui, normalement développés sous tous les rapports, ont été frappés de cette maladie, ou plutôt de cette cruelle infirmité, d'une façon occasionnelle, au moins en apparence.

Nous sommes, dans ce cas, absolument du même avis que les auteurs, et nous n'hésitons pas à reconnaître que ces épileptiques engendreront rarement leurs semblables, mais leurs descendants seront atteints d'épilepsie de l'enfance; atteints prématurément dans leur système nerveux, la maladie convulsive viendra chez eux s'enter soit sur un arrêt de développement, soit sur une lésion inflammatoire des centres nerveux. — En voici quelques exemples :

OBSERVATION I

Dup..., *épileptique*, sain d'ailleurs, a trois enfants. Le premier, idiot, devenu *épileptique* à la suite de *convulsions de l'enfance*, succombe à une méningite aiguë purulente; le second devient *épileptique* à peu près dans les mêmes conditions; le troisième, non convulsif, est frappé d'imbécillité congénitale.

Observation II

Th..., *épileptique*, d'une intelligence peu développée, a une fille atteinte d'idiotie complète et frappée *dès le bas âge d'épilepsie* dont les accès reviennent à peu près tous les mois par séries plus ou moins nombreuses.

Observation III

Femme Pr..., *épileptique*, mariée; elle a un garçon idiot, hémiplégique et *épileptique depuis l'âge de deux ans.*

Observation IV

Her..., *épileptique* simple; il a une fille idiote, instinctive, devenue *épileptique à l'âge de 10 ans.*

Ces observations tendent à le démontrer, l'épileptique n'engendre pas son semblable au point de vue pathologique, mais un type nouveau très inférieur atteignant le dernier degré de dégénérescence, qui dès les premiers jours de son existence est frappé dans son système nerveux d'une façon irrémédiable soit par arrêt de développement, soit par des lésions incurables et incompatibles avec l'évolution normale de l'individu, par l'idiotie, par les encéphalites, par des paralysies, des atrophies, et enfin par des accidents qui ne viennent que comme par surcroît. Aussi, comme l'ont remarqué plusieurs auteurs précédemment cités, l'épileptique laisse-t-il rarement une postérité, presque tous ses enfants sont frappés de mort dès le berceau ou n'en réchappent que pour mener une existence misérable.

Quand l'épileptique fils d'épileptique échappe aux accidents précoces que nous avons énumérés, c'est par d'autres signes que l'hérédité progressive vient chez lui donner preuve d'existence.

Observation V

S..., cultivateur, entre à l'asile à l'âge de 42 ans. Cinq mois auparavant on avait observé chez lui un premier accès de délire maniaque qui guérit spontanément et dans un délai très court. Les parents ne surent à quoi attribuer l'éclosion de cette maladie. Cette fois, la forme est la même : manie avec agitation et incohérence à symptômes vulgaires. L'agitation ne tarde pas à se calmer, et dès lors le malade demeure dans un état de manie chronique ; calme, il travaille assidûment.

En mai 1878, L... est frappé subitement de perte de connaissance avec quelques mouvements convulsifs.

Le 8 janvier 1879, à cinq heures du soir, étant à table, il pousse un cri, tombe sans connaissance, et reste pendant environ cinq minutes dans une résolution complète.

On était fort perplexe sur la véritable nature de ces accidents, lorsqu'on apprit que son fils, âgé de 15 ans, apprenti coiffeur, était obligé d'abandonner *cette profession* parce qu'il était *épileptique*. Le fait que ce jeune coiffeur est atteint d'*épilepsie de l'adolescence*, tandis que son père n'éprouve qu'à un *âge avancé des accidents épileptiques* de même nature, indique chez lui une aggravation de la maladie.

Dans d'autres cas, c'est la folie qui avait épargné le parent épileptique, et qui vient compliquer la névrose convulsive de l'enfant.

Observation VI

Hon..., *épileptique,* âgée de 20 ans, est frappée de manie aiguë. Son père mort *épileptique,* un oncle et une tante atteints de la même maladie, avaient complètement échappé à la névrose psychique.

Observation VII

Sech..., 37 ans, marié, sans enfants, bien constitué, doué d'une grande force physique, est *épileptique depuis l'adolescence.* Jusqu'à son mariage, la maladie a conservé la forme vertigineuse. A partir de ce moment les accès convulsifs complets se sont manifestés et ont continué. Depuis quelques années, il a des accès de manie transitoire du plus dangereux caractère. La *mère* de cet homme était *épileptique.* Elle a eu sept enfants. Tous, sauf notre malade qui est l'aîné, et une fille qui a disparu, sont *morts en bas âge.*

Observation VIII (Personnelle).

Clarisse A. est une forte fille, bien développée, d'un tempérament nerveux, sanguin ; elle n'a jamais eu de maladie jusqu'à 11 ans. Elle a été réglée à 17 ans, mais les règles n'ont jamais été régulières avant l'âge de 25 ans.

A l'âge de 11 ans, elle eut pour la première fois un accès d'*épilepsie* qui fut, au dire de sa mère, très court. Depuis cette époque, les accès ont été très fréquents et se sont toujours renouvelés à une période moyenne de trois semaines. Cet état de choses s'est continué pendant douze ans, jusqu'en 1863. A cette époque, les accès convulsifs ont alterné avec des idées incohérentes, des propos décousus avec prédominance de délire religieux. Ces accès duraient en moyenne de trois à quatre jours.

Mais en 1866 éclate un délire général maniaque avec vociférations et agitation extrême qui nécessite son placement à l'asile. Depuis cette époque jusqu'à maintenant (1887) on a constaté chez cette malade des attaques épileptiques à peu près hebdomadaires, de fréquents accès de manie de courte durée et un affaiblissement progressif de l'intelligence ayant amené la maladie jusqu'à la plus complète démence. On constate chez elle une asymétrie faciale très évidente.

Comme antécédents héréditaires, on note un *oncle paternel épileptique,* un *cousin germain* et une *cousine germaine* (les enfants du précédent) atteints également d'*épilepsie*. Enfin, du côté de la mère on compte aussi un *cousin idiot et épileptique.* Il n'est pas rare de voir, comme dans cette observation, l'épilepsie s'accumuler d'une manière fatale dans une famille : « Dans certains cas, la tendance de famille décelée par le nombre de personnes atteintes s'est montrée très persistante. Dans un cas, par exemple, cinq individus étaient épileptiques : la mère du malade, une tante du malade, deux oncles et un cousin. Dans un autre cas, pas moins de 14 membres de la famille souffrirent de l'épilepsie : la mère et la grand'mère de la patiente, la sœur de sa mère et le fils du frère de sa mère, quatre de ses propres sœurs et cinq enfants de ses sœurs (1). »

On voit par ce dernier fait qu'en introduisant dans la statistique depuis l'aïeul jusqu'au cousin germain, il est plus facile de se rendre compte de l'existence de l'épilepsie dans une famille; du reste, la chose est d'autant plus utile que dans une famille névropathique on voit parfois l'épilepsie épargner une génération pour frapper plus cruellement la suivante.

Cette considération nous amène à aborder l'étude d'une des questions les plus curieuses, je veux dire de l'hérédité épileptique collatérale.

Si nous nous reportons à notre statistique, nous trouvons

(1) GOWERS, *loc. cit.,* p. 11.

51 cas d'hérédité collatérale pour 9 d'hérédité directe. Cette disproportion peut s'expliquer en partie par ce fait que les épileptiques, ou meurent jeunes, ou ne se marient pas, ou, comme nous l'avons constaté, donnent naissance à une progéniture qui n'arrive que rarement à l'âge d'élection du développement de l'épilepsie, l'adolescence.

Dans ce mode d'hérédité, les cas de la névrose convulsive sont dispersés comme au hasard à travers les diverses branches d'une même famille; c'est ainsi qu'on rencontre les cousins germains épileptiques ou bien encore les neveux et nièces, et les oncles et tantes. La tare héréditaire conserve alors une étonnante fixité, et c'est en vain la plupart du temps qu'on chercherait dans les familles qu'elle atteint d'autres névroses que la maladie comitiale. Quelques exemples saisissants feront mieux comprendre que les explications les plus détaillées la pensée que nous venons d'exprimer.

Observation IX

Dans la famille G... il y avait huit enfants. L'un des garçons, devenu *épileptique à 15 ans*, finit par succomber à cette maladie. Une fille, également *épileptique*, fut plus heureuse et pendant plusieurs années vit ses accès se suspendre spontanément. Un autre garçon, indemne lui-même de toute affection convulsive, a onze enfants desquels un garçon devient *épileptique* à 14 ans, une fille a *des convulsions de la première enfance* qui disparaissent sans reliquat pathologique. Les neuf autres sont exempts jusqu'ici (ils sont jeunes) d'accidents névropathiques.

Il ne nous semble pas que pour ce fait et les faits analogues dont nous aurions à parler, il soit nécessaire de mettre en question l'hérédité elle-même. Quelles que soient les opinions que l'on professe à ce sujet, on ne saurait nier qu'il n'y ait un rapport de causalité, obscur il est vrai, difficile à mettre en lumière, entre ces divers cas d'épilepsie dans une même famille. — Une véritable barrière vient nous empêcher de chercher plus loin, c'est le manque de renseignements sur les antécédents de famille de ces deux générations qui vient ici, comme dans la plupart des observations cliniques, enrayer l'étude de l'hérédité.

Nous ne saurions nous le dissimuler, plusieurs objections peuvent venir mettre en doute l'hérédité collatérale. D'abord, il arrive que dans une famille nombreuse atteinte endémiquement pour ainsi dire de l'épilepsie, comme dans l'observation IX, les membres indemnes du vice comitial ne semblent pas participer, même dans une limite très restreinte, à la tare névropathique héréditaire.

C'est vrai; mais les phénomènes d'hérédité latente ou intermittente, comme cela semble être actuellement le cas, ne se rencontrent-ils pas à chaque instant dans la nature? Nous n'avons pas besoin de prouver que cette loi d'hérédité latente est fréquente chez les êtres inférieurs. — Plus rare chez l'homme, elle n'en existe pas moins réellement; certains caractères physiologiques se transmettent par bonds dans les familles, comme la taille, la couleur du système pileux, certaines qualités morales ou aptitudes intellectuelles. — Nous devons admettre qu'il en est de même pour les caractères constitutionnels des infirmités, des maladies. La chose sera encore plus palpable si on arrive à démontrer que l'épilepsie n'est, dans le plus grand nombre des cas, que le résultat d'une conformation vicieuse de la base du crâne. Il faut nécessairement admettre que cette conformation vicieuse peut se transmettre, comme les conformations vicieuses des diverses parties du corps que l'on voit se transmettre dans les familles.

On peut encore donner une autre raison qui explique pourquoi cette épilepsie reste à l'état endémique et n'attaque pas un grand nombre de membres : c'est que l'un des conjoints exempt de tare névropathique peut dans la génération combattre avec avantage les tendances de l'autre conjoint.

— Que cette influence salutaire ne se fasse pas sentir ou que les deux conjoints aient des antécédents fâcheux, et l'on verra les accidents convulsifs et l'épilepsie se multiplier aussitôt.

OBSERVATION X

La jeune Marie C... est *épileptique* depuis l'âge de 13 ans, elle a cinq frères dont aucun n'est épileptique, mais qui tous sont bornés et n'ont jamais pu s'instruire. Le père de ces six enfants est asthmatique et d'intelligence médiocre. La mère était névropathique et d'une intelligence bornée, elle est morte huit jours après avoir été frappée d'une *attaque d'apoplexie;* tous ses parents sont morts subitement à la suite d'attaques semblables; de plus, sa sœur a eu un fils et une fille qui étaient *épileptiques,* comme leur cousine qui fait l'objet de cette observation.

L'hérédité qui se montre bénigne dans certains cas, affecte un caractère grave dans cette observation; mais il est bon de remarquer que très probablement le père n'était pas dans de bonnes conditions pour atténuer les tendances héréditaires apportées par la mère, puisque lui-même présentait des accidents névropathiques, et que son défaut d'intelligence était l'indice d'un système nerveux déjà déchu ou mal équilibré.

Dans notre onzième observation, sur dix-neuf personnes composant deux générations, nous allons en trouver six qui sont frappées : quatre d'épilepsie vraie, deux d'accidents qui ne sont très probablement que le résultat d'un ictus épileptique unique parce qu'il est mortel.

OBSERVATION XI

Guill... (Pierre-Louis) est atteint d'épilepsie dont le début a eu lieu à 24 ans. Les accès, d'abord assez espacés, ne survenaient que tous les deux ou trois mois, ils sont ensuite devenus à peu près mensuels; actuellement, ils se renouvellent cinq ou six fois dans le même espace de temps. A 36 ans, le mal comitial se complique de violents accès de délire dans le paroxysme de l'un desquels il étrangle sa mère. Cet individu, actuellement âgé de 47 ans, est un peu déchu intellectuellement; il a cinq ou six accès convulsifs par mois. Huit ou dix fois par an il est pris d'accès d'un délire stéréotypé : il voit du feu, des incendies, a des hallucinations qui le jettent dans un état panophobique des plus dangereux; bientôt la scène change, il se croit environné de trésors et prétend qu'il y a des richesses immenses cachées dans la maison. Sa voûte palatine est ogivale, son arcade sourcilière droite est abaissée par rapport à celle du côté opposé.

Une cousine germaine du père était épileptique; ce dernier, lui-même, est frappé à 72 ans de mort subite. Le malade compte encore deux cousines germaines du côté paternel épileptiques; et un cousin germain du même côté est frappé de mort subite à 30 ans.

Le 1er mai 1886, Guil... a contre son habitude deux accès de suite. Il tombe sur le nez et a une très forte hémorrhagie nasale. A la suite, excitation, délire inconscient, hallucinations terrifiantes; poussait des cris, injuriait des êtres imaginaires : « assassins, canailles, brigands. etc. » Refus complet de manger, se frappe, se blesse aux genoux et aux jambes, à la tête.

Le 6 mai, premiers symptômes de délire aigu. État typhoïde, adynamie, petitesse et fréquence du pouls, refroidissement des extrémités, coma, mort le 8 à huit heures du matin.

Autopsie faite vingt-cinq heures après la mort. — Os du crâne épais, spongieux, gorgés de sang. Dure-mère adhérente dans presque toute sa partie antéro-postérieure et médiane.

Asymétrie très marquée de la base du crâne. Fosse sphénoïdale droite beaucoup plus profonde que la gauche; la fosse cérébelleuse gauche semble par contre plus étendue que la droite. En somme, le plan du côté gauche de la base est plus élevé que celui de droite.

Injection énorme des méninges.

Hémisphère gauche : induration de la corne d'Ammon; pas à droite. Les circonvolutions centrales, surtout dans leur partie moyenne, sont larges, grosses, étalées. A droite, la frontale ascendante est coupée en deux par une scissure, la partie inférieure se jetant dans la première frontale. A gauche, la frontale ascendante est également divisée et double, formant en quelque sorte deux anses adossées par leurs sommets.

Piqueté abondant de la substance cérébrale.

Méninges enlevées		
Hémisphère droit	605 grammes	
Hémisphère gauche	590	—
Cervelet, isthme et bulbe	165	—

1,350 grammes

Nous présentons ici le tableau généalogique de cette famille; il est éminemment propre à caractériser l'ordre particulier de faits que nous étudions en ce moment.

1re Génération.	2e Génération.	3e Génération.	4o Génération.
Guil...; nous n'avons aucun renseignement sur lui. 4 enfants	1. Fils; à 67 ans il *tombe mort* sur le seuil de sa maison. 4 enfants . . .	1. Fils bien portant.	2 fils sains.
		2. Fille *morte en bas âge.*	
		3. Fils *mort en bas âge.*	
		4. Fils *épileptique aliéné.*	
	2. Fille ; 2 enfants.	1. Fille *épileptique*, morte par accident.	
		2. Fille *épileptique*, morte aussi par accident.	
	3. Fils.	3 enfants, dont un *mort en bas âge.*	
	4. Fille.	5 enfants, dont l'un est frappé de *mort subite* à 30 ans	Son enfant unique *mort à six mois.*
Guil..., sœur du précédent ; pas de renseignements. . .	Fille *épileptique.*		

Tous ceux qui ont pu vivre un certain temps au milieu des épileptiques, n'ont pas été sans remarquer que chez un petit nombre d'entre eux, les accès se suspendaient pendant un temps plus ou moins long et quelquefois indéfini, faisant croire ainsi à une guérison spontanée. Nous parlons ici de cette particularité, dont nous avons plusieurs observations, parce qu'elle peut se retrouver chez certains épileptiques, parents plus ou moins éloignés, et venir confirmer ainsi la nature héréditaire de la maladie.

OBSERVATION XII

Des deux sœurs G..., l'une a cinq garçons, dont le dernier seulement, Eugène, est un *épileptique de l'adolescence*, et qui actuellement âgé de 30 ans a des accès fréquents entremêlés d'accès de *folie;*

L'autre a eu quatre enfants, deux garçons et deux filles; Jean, l'aîné, est *épileptique* depuis sa jeunesse; il est très peu intelligent et a eu de fréquents accès *vésaniques* avec propension au suicide. Depuis quatre ans les accès épileptiques sont suspendus.

Or, un homonyme des deux sœurs G..., du même village, et sans aucun doute leur cousin éloigné, a été atteint d'*épilepsie* compliquée d'accès furieux de *folie;* mais depuis de longues années les *accès d'épilepsie ont disparu,* il n'est resté que des accès de fureur qui ont à leur tour fait place à la démence.

Nous n'avons pu pour cette observation, comme pour beaucoup d'autres, vérifier le lien de parenté. Nous ne pouvons que déplorer cet état de choses. Bien souvent on nous amène un épileptique, en faisant des réponses négatives à nos questions sur les antécédents héréditaires; et quand, plus tard, nous consultons le répertoire, nous trouvons que des épileptiques du même nom et de la même contrée, parfois du même village, ont été traités à l'asile. S'il ne s'agissait que de la folie, on pourrait voir là une simple coïncidence de nom; mais quand il s'agit d'une forme de névrose bien définie comme l'épilepsie, nous croyons volontiers que quelque incertain, éloigné ou nul que paraisse le lien de parenté, un germe pathologique unique a présidé à l'éclosion de tous les cas. En un très court espace de temps, quatre individus portant le même nom sont entrés à l'asile pour cause d'épilepsie; il nous fut facile d'établir la parenté pour deux d'entre eux, mais les renseignements nous ont manqué pour les deux autres. Nous examinons en ce moment un malade atteint d'une épilepsie, résultat probable d'une lésion organique du cerveau. En faisant des recherches, nous avons trouvé qu'un individu portant le même nom que lui avait été traité à l'asile comme épileptique et y était mort. Nous nous informâmes auprès de notre malade, qui nous apprit qu'ils étaient tous deux originaires de la même localité et qu'un lien de parenté existait entre les deux familles.

Le nom de B... est très commun dans une contrée circonscrite de la Vendée; cinq individus de ce nom, tous originaires de cette même région, ont été admis à l'asile du département. Deux d'entre eux étaient *épileptiques,* deux autres *imbéciles* avec *accès impulsifs,* le cinquième seul était *vésanique.*

Lorsque les cas d'hérédité sont disséminés dans les familles, ne frappant par exemple que les cousins, on ne rencontre souvent que des épileptiques types conservant d'une façon relative l'intégrité de leurs fonctions physiques et intellectuelles. C'est qu'alors l'atavisme et ses conséquences fournissent les conditions voulues pour que les bonnes influences avec toute leur force puissent réagir contre l'hérédité morbide, qui est d'autant moins puissante qu'elle remonte plus loin. Dans d'autres cas, on trouve l'origine du mal dans un ancêtre commun rapproché, et il a manqué au germe fatal le temps nécessaire pour acquérir de l'intensité.

Mais, si l'hérédité se rapproche, si le lien morbide, au lieu d'exister entre cousins, se manifeste entre l'oncle et le neveu, la tante et la nièce, on trouve les preuves de son intensité d'action dans la gravité plus grande de la maladie, dans son début plus précoce, dans la forme des accidents, etc. C'est ainsi que, comme l'épilepsie du fils relativement à celle du père, l'épilepsie du neveu est plus grave que celle de l'oncle et le plus souvent consécutive à une lésion organique du cerveau datant de la première enfance.

L'épilepsie en relation d'hérédité avec les épilepsies de l'enfance peut appartenir indifféremment à l'une des trois catégories, que l'hérédité soit collatérale ou directe. Il est à remarquer cependant que c'est presque toujours dans la génération la plus jeune qu'on trouve l'épilepsie de l'enfance, ce qui tient à son caractère plus grave. Nous connaissons cependant un cas où l'oncle fut frappé d'épilepsie hémiplégique de l'enfance et le neveu d'épilepsie tardive.

En même temps que l'épilepsie de l'adolescence, on trouve dans les familles l'épilepsie de l'enfance et l'épilepsie tardive de l'adulte. Parmi ces malades, il y en a de tous les degrés, et de si légèrement atteints que les attaques n'apparaissent que très tard ou peuvent, comme nous l'avons vu plus haut, disparaître complètement par guérison spontanée. C'est dans cette catégorie que rentrent tous les cas où l'hérédité de l'épilepsie se manifeste identique à elle-même chez les différents membres atteints.

Nous l'avons déjà dit, l'épilepsie tardive existe dans les familles névropathiques avec les autres formes de ce mal. C'est là un fait heureux pour le diagnostic, car souvent un aliéné ne présentant aucun signe de lésion cérébrale organique, chez qui on ne peut soupçonner la paralysie générale et qu'on a jusqu'alors considéré comme un névropathique pur, éprouve soudainement une attaque d'épilepsie plus ou moins nette. Ce nouveau phénomène survenant quand on ne pouvait pas soupçonner l'épilepsie, ne surprend pas moins la famille que le médecin. Cette épilepsie, qui dès lors se manifestera de loin en loin par des accès, semble bien acquise quoique son origine reste obscure, et la coexistence dans la famille des épilepsies de l'enfance ou de l'adolescence est alors d'une grande utilité pour l'affirmation du diagnostic. C'est ainsi que pour le malade de notre observation V on ne fut vraiment fixé sur la nature des accidents qu'il éprouvait qu'en apprenant que son fils, âgé de quinze ans et apprenti coiffeur, était épileptique.

IV

HÉRÉDITÉ VÉSANIQUE ET NÉVROPATHIQUE

Quand, dans une famille, on trouve en même temps la folie
et l'épilepsie, cette dernière est toujours l'indice d'une marche
en avant de la dégénérescence. Les troubles intellectuels revê-
tent, en effet, dans ce cas, les caractères vagues et protéiformes, les contours indécis de la folie décrite par Morel,
J. Falret, Legrand du Saulle et Magnan ([1]), sous le nom de *folie
héréditaire*. Folies avec conscience et lucidité d'esprit, folies
intermittentes et circulaires, manies suivies de démences
précoces, accès transitoires de fureur maniaque, accès inter-
mittents de stupeur aiguë, impulsions subites dangereuses,
délire congestif transitoire avec idées de grandeur, manie
simulant la paralysie générale, paralysies générales de forme
irrégulière, enfin imbécillité et surtout idiotie, voilà ce que
nous rencontrons, surtout dans les familles de nos épileptiques.

Observation XIII

H. R..., âgé de 45 ans, est conduit dans un asile pour la cinquième fois. Il
est atteint actuellement d'excitation maniaque avec trouble général des idées,
incohérence et désordre complet des actes, exaltation du sentiment de personnalité.

D'un caractère revêche, violent et querelleur, il eut une enfance dissipée;
quelques signes de rachitisme dans sa conformation semblent indiquer que
son enfance fut anormale aussi au point de vue physique. A 11 ans, il eut

---

([1]) Morel, *Traité des maladies mentales;* Paris, 1860. — Magnan, *Progrès médical,*
1880-1886. — J. Falret et Legrand du Saulle, *Annales médico-psychologiques,* 1867-1868.

des accès de somnambulisme. Mis au collège, il montra une intelligence très éveillée; il remportait tous les prix, sauf dans les sciences; mais son orgueil et son caractère indomptable l'obligèrent à quitter l'établissement. Il en sort donc à 17 ans, sans avoir terminé ses études, et se livre à l'agriculture. Quelques mois se passent, il change d'idée et vient à Paris étudier la médecine vétérinaire. Trois mois après, malade d'excès de tout genre, il revient chez lui, abandonnant ses études, se remet à l'agriculture et se marie à 22 ans. Il se lance alors dans l'invention des machines aratoires, prend des brevets, s'exalte, donne des bals et des fêtes pour célébrer ses découvertes, et veut parcourir la France pour les répandre.

La guerre arrive et embarrasse ses affaires. Il tombe alors dans une mélancolie profonde et se tire un coup de revolver dans la tête, juste en avant du conduit auditif; la balle s'enchâsse dans le temporal, où elle est encore.

En 1871, à peine remis de sa blessure et de son accès de mélancolie, il part pour Paris, où on le trouve, quelques jours après, suivant un enterrement avec un ruban écarlate à son chapeau. Selon son habitude, pendant ses périodes expansives, il se livrait à d'énormes excès alcooliques. On l'enferme à Charenton.

Ramené chez lui, il ne tarde pas à retomber et à obliger sa femme à le placer dans un asile; il en sort au bout d'un mois dans un état de mélancolie voisin de la stupeur.

En 1872, nouvel accès d'exaltation maniaque nécessitant son admission dans un asile d'aliénés. Il en sort quand la période de dépression mélancolique est revenue.

En 1875, nouvel accès maniaque suivi de séquestration et d'un accès de stupeur.

En 1876, nouvel accès de folie circulaire analogue aux précédents.

Voici maintenant le tableau généalogique de la famille de ce malade :

1re Génération.	2e Génération.	3e Génération.
Père mort à 39 ans de pneumonie. Sobre. Il a deux frères et une sœur qui manifestent un penchant irrésistible à *boire*. *Mère,* 75 ans, bien portante; une sœur morte à 58 ans, laissant deux enfants bien portants.	1. Fils aîné.......	1 fils *épileptique.*
	2. R...., notre malade, marié à une femme bien portante.	2 enfants jusqu'ici bien portants.
	3. Fille mariée......	Néant.
	4. Fille morte à 6 ans, *épileptique.*	

Dans cette famille on trouve trois dipsomanes, deux épileptiques et un aliéné circulaire. Ce dernier présente des troubles nerveux de diverse nature, des tares de caractère, des impulsions suicides et dipsomaniaques qui en font un irrégulier de la pathologie mentale.

La marche de la dégénérescence dans cette famille est très nette, car, à la troisième génération, elle n'est plus représentée que par deux membres sains qui sortent à peine de l'adolescence, et dont, par conséquent, l'avenir est incertain.

Dans une famille R..., qui compte à la deuxième génération sept enfants : le premier, un garçon, est un *maniaque intermittent* et finit par arriver à la *démence;* le deuxième, une fille, succombe dans un accès de *manie aiguë;* le troisième, une fille encore, atteinte de *manie* avec accidents congestifs, tombe rapidement dans le dernier degré de la *démence;* le quatrième, une autre fille, est *imbécile épileptique;* le cinquième est un *excentrique*. Jusqu'ici, les deux derniers seuls sont d'une intelligence normale.

Ce deuxième fait n'est pas moins instructif que le précédent, et pour les mêmes raisons.

Ce qui mérite encore d'attirer l'attention chez les aliénés parents d'épileptiques, c'est une déchéance intellectuelle facile à reconnaître sous les particularités plus ou moins touffues du délire. Bon nombre d'entre eux appartiennent à la catégorie des faibles d'esprit, et présentent dans leur extérieur les stigmates de l'hérédité la plus avancée; la conformation de la tête surtout mériterait d'être étudiée. Aucune règle ne semble présider à ces malformations crâniennes, ou, s'il en existe quelqu'une, elle n'a pas été formulée jusqu'à présent.

Un autre fait digne de remarque, c'est que, chez quelques-uns de ces aliénés parents d'épileptiques, la plupart des symptômes de l'aliénation sont excessifs, exagérés ou en complet désaccord les uns avec les autres. S'agit-il de manie ? elle atteint presque instantanément les extrêmes limites de la fureur, tandis que l'activité intellectuelle demeure peu intense ou nulle. S'agit-il de la mélancolie ? c'est de la terreur effarée ou aveugle, avec mélange d'actes incohérents et contradictoires. S'agit-il de la stupeur ? cela devient subitement de la pétrification.

Tel individu habituellement sain d'esprit ou atteint de délire chronique présentera tout à coup, et seulement à titre d'accès passager, une explosion d'idées de grandeur et de richesses qui disparaîtront comme elles sont venues pour se reproduire à un autre moment (¹).

D'autres fois, on croira se trouver en présence d'une paralysie générale véritable, mais à chaque instant des phénomènes se produiront qui feront naître des doutes sur la légitimité du diagnostic. Nous en verrons plus loin quelques exemples quand nous nous occuperons de l'hérédité congestive.

Des accès de manie transitoire avec des impulsions aveugles et dangereuses peuvent aussi se développer chez des individus à parenté épileptique.

OBSERVATION XIV (Personnelle).

Le nommé B..., âgé de 31 ans, fut placé à l'asile à la suite d'une série d'actes du caractère le plus dangereux. On constatait chez lui l'hérédité maternelle; un cousin germain de la mère est atteint depuis de longues années d'*épilepsie* qui, vers l'âge de 50 ans, se complique de *folie furieuse*.

Paul B..., depuis la puberté, se montrait bizarre, d'une intelligence bornée, et, peu à peu, il se mit à donner des signes répétés de dérangement intellectuel, avec paroxysmes dangereux.

J'ai relevé quelques-uns de ses accès les plus saillants. — En 1871, âgé

(¹) LASÈGUE, *Les Cérébraux, études médicales*, t. I; Paris, 1884.

d'environ 27 ans, il se jeta sur sa sœur, la saisit furieusement par les cheveux, et ne la lâcha que maîtrisé par la force.

En 1873, il se précipita sur une jeune fille et la renversa, mais elle put heureusement se relever et échapper à ses violences. En 1874, il se jeta avec furie sur une femme qui revenait du lavoir et passait dans la rue, lui donnant de nombreux coups de couteau qu'elle put parer avec le paquet qu'elle portait. Alors B... se retourne, et, voyant près de là un enfant de quatre ans, il s'élance sur lui en gesticulant avec son couteau et allait lui faire un mauvais parti quand on le désarma. La même année il pénètre dans un cimetière et réduit en pièces une statue surmontant une tombe. Nombre de fois il fallut l'attacher avec des cordes pour le maîtriser.

Placé à l'asile malgré la famille, il se montre d'abord calme, triste, parlant très peu, l'œil égaré; mais au bout de trois semaines environ, on assiste à un accès de *manie transitoire* qui dure quelques jours; congestionné, agité, il manifeste des idées de grandeur : il prétend posséder de grands trésors, il voit des comtesses, des grandes dames qui viennent s'entretenir avec lui. Pendant les quatre ans de son séjour à l'asile, des accès se produisirent à diverses reprises. Dans l'intervalle, il se montrait docile, soumis et peu intelligent, on finit par céder aux réclamations de sa famille et à le rendre à la liberté.

Depuis il a été admis de nouveau; actuellement, c'est un *dément halluciné* avec paroxysmes de fureur à *intervalles éloignés*.

Ainsi, cet individu, dans l'espace de plusieurs années, a présenté des accès de manie subite avec impulsions aveugles sans qu'on ait constaté chez lui aucun symptôme d'épilepsie convulsive. Cependant, l'analogie de cet état mental avec celui d'un véritable épileptique n'échappera à personne, et on ne saurait songer à considérer cet individu comme simplement atteint d'une manie intercurrente ordinaire. Il y a là un cachet particulier qui indique une communauté d'origine, une parenté indéniable. Il eût été intéressant, mais l'état mental du malade ne l'a pas permis, de savoir s'il conservait le souvenir de ses accès, l'amnésie aurait été un point commun de plus entre sa maladie et l'épilepsie vraie.

Dans d'autres cas, les accès sont plus ou moins isolés et séparés par des intervalles complètement lucides ou pendant lesquels on ne constate que la faiblesse intellectuelle native dont sont doués la plupart de nos malades. Ces accès transitoires se rencontrent encore chez des hallucinés chroniques ou des individus présentant de l'hypocondrie et du délire de persécution. Si, chez ces malades, on fait abstraction du délire transitoire, on peut facilement constater que leur substratum psychique ne présente pas la marche et les allures ordinaires des formes mentales auxquelles il se rattache. L'halluciné chronique est un malade d'aspect en général assez uniforme, d'allure monotone, s'isolant du monde où il vit, et se laissant aller d'une façon modérée à l'expression extérieure de ses préoccupations intimes, marmottant et gesticulant toujours dans la même tonalité moyenne. L'halluciné à parenté épileptique est explosif quand même, en dehors de ses accès de manie transitoire quand il en a.

OBSERVATION XV

Albert R..., âgé de 28 ans, donnait depuis un an des signes d'aliénation mentale. En passant dans les rues, on le voyait gesticuler d'une façon bizarre ; parfois, dans le jardin de son habitation, il se livrait à une pantomime singulière, s'arc-boutant sur les jambes dans une attitude défensive, jetant un pied en arrière et portant une main au cou, comme pour se débarrasser d'un obstacle. Il maugréait souvent contre sa famille pour laquelle il manifestait une haine féroce, abusait de la masturbation, avait des tremblements nerveux, se plaignait de souffrances dans les organes digestifs, et se croyait l'objet de persécutions imaginaires. De temps en temps il entrait dans des fureurs épouvantables qui en trois ans nécessitèrent quatre séquestrations d'urgence. Je me bornerai à la relation de l'un de ces accès :

Un jour, il entre sans motif dans une fureur aveugle et frappe une de ses sœurs à coups de pied, puis se jette sur son frère infirme, qu'il roue de coups de poings et qu'il renverse sous ses pieds ; son père survenant pour s'interposer, il saisit une fourche de fer et se met à sa poursuite. Le vieillard n'échappa à la mort qu'en tournant autour d'un arbre touffu et dont les rameaux tombant jusqu'à terre reçurent les coups qui lui étaient destinés. Apercevant son frère et sa sœur, Albert R... se précipite vers eux ; ils réussissent à se dérober à ses coups en s'enfermant dans la maison. Mais une fenêtre du premier étage était ouverte, le furieux bondit sur un volet du rez-de-chaussée, atteint la fenêtre, se précipite dans les appartements, enfonce trois portes et poursuit une de ses sœurs avec un tel acharnement que celle-ci éperdue se jette d'une hauteur de quinze pieds dans la cour où elle réussit à se cacher. N'ayant plus personne sur qui il pût assouvir sa fureur, R... tourne alors ses coups contre les objets inertes, et ne s'arrête qu'après avoir pulvérisé une partie du mobilier.

Depuis quelques années, cet individu vit en liberté; je n'ai pu connaître sur sa famille que les détails suivants : le père, vieillard, est bien portant, il existe deux sœurs célibataires et âgées, et un frère aîné qui, arrivé au grade de capitaine, a été obligé de quitter le service *pour cause d'épilepsie.*

Observation XVI

Constant J..., âgé de 23 ans, est séquestré à l'asile après avoir commis un double parricide. Sa mère était atteinte d'une maladie nerveuse dont les crises étaient caractérisées par des convulsions qui lui *tordaient les bras et les jambes.* Son frère, devenu *épileptique* à l'âge de 22 ans, s'est précipité dans un puits à la suite d'un trouble mental consécutif à un accès d'épilepsie. Il faut noter aussi que deux individus du nom de J..., le père et la fille, habitant un village voisin de celui de Constant J..., et peut-être ses parents, ont été fous; le premier s'est suicidé, la seconde a été frappée à l'époque de la ménopause de folie avec impulsions au suicide et à l'incendie; elle est morte dans un asile.

D'un caractère doux, timide, mais taciturne, bizarre et porté à l'isolement, Constant était laborieux, économe et bon serviteur. Il était seulement un peu faible d'esprit et ne comprenait pas toujours ce qu'on voulait de lui. Il y a deux ans environ il tombe malade; il se plaint de violentes douleurs dans la tête et la poitrine, perd ses forces, et tombe dans un anéantissement profond. Revenu à la maison paternelle, il ne tarde pas à manifester du trouble des idées; il attribue ses souffrances au poison, et accuse ses parents de mettre des substances vénéneuses dans ses aliments; il dit à qui veut l'entendre que ses parents veulent le faire périr, et montre dès lors contre eux une haine qui se manifeste par des menaces de mort. Cette situation se prolonge pendant deux ans.

Un matin il précipite sa mère au fond d'un puits, et son père survenant, il se jette sur lui et le laisse presque assommé sur la place. Il s'enfuit alors, et se rend dans une maison. La nuit il revient à la maison paternelle pour prendre du linge et des vêtements, mais on l'arrête.

, Ses souvenirs sur le meurtre de sa mère sont très confus. Il l'aidait, pense-t-il, à porter du linge, quand après avoir entendu prononcer à voix basse des paroles qu'il ne put comprendre, il se sentit saisi par une sorte de vertige, tandis qu'un feu ardent lui brûlait la gorge; c'est alors qu'il a sans doute jeté sa mère dans le puits auprès duquel elle se trouvait : il ne s'en souvient plus. Ensuite, ne voyant plus rien, il a tiré machinalement la corde du seau; mais il était tout brouillé, il ne savait ce qu'il faisait....

J... a vécu sept ans à l'asile où il a été renfermé, dément hypocondriaque et sans ictus d'aucune sorte. Il est mort de phtisie pulmonaire.

Monomanie instinctive ou épilepsie larvée, il ne nous appartient pas de mettre d'accord les diverses opinions qui ont été professées au sujet de cas analogues à ceux que nous venons de rapporter; mais les observations précédentes nous semblent bien démonstratives au point de vue des relations de l'épilepsie et des folies impulsives dans les familles.

En fait de folies à caractère impulsif, il n'est pas rare d'observer le suicide dans la catégorie de malades qui nous occupe. Les observations que nous avons eues à notre disposition, nous ont permis de le constater chez deux pères, une mère, deux frère et sœur et chez quelques parents d'épileptiques.

Il y aurait lieu de rechercher si dans cette coïncidence le suicide est le résultat d'une impulsion ou consciente ou aveugle, car entre les deux la différence est grande. L'impulsion aveugle peut être tout autre chose que du suicide quand, par exemple, un halluciné se précipite par une fenêtre ou se jette dans une rivière pour fuir un danger; dans ce cas, ce n'est plus du suicide, mais un pur accident. Nous croyons pouvoir affirmer que dans les observations qui ont été mises à notre disposition, il n'en a pas été ainsi, bien qu'elles ne soient pas toutes très explicites à cet égard; mais en admettant ce point résolu, il resterait encore à savoir si le suicide n'est pas causé par l'hérédité spéciale similaire si connue, ou s'il est véritablement en rapport de causalité avec l'épilepsie.

Les épileptiques se suicident quelquefois, ou cherchent à se
suicider; nous en avons quelques cas parmi nos malades;
Legrand du Saulle en cite plusieurs exemples remarquables,
notamment l'observation du jeune Urbain B... (¹), mais il y a
lieu de remarquer précisément dans ce cas que le père de ce
malade s'est suicidé lui aussi, ce qui nous permet de supposer
que chez le jeune Urbain l'épilepsie est étrangère à ce suicide
causé simplement par la prédisposition héréditaire vésanique.

Un de nos malades épileptiques dont nous donnons l'observation plus loin (Obs. XXXII) fait, à chacun de ses accès
de délire, des tentatives désespérées pour se détruire par
tous les moyens possibles; un de ses frères, non épileptique,
s'est coupé la gorge dans un accès de délire; nous n'avons
pu constater d'autres cas de suicide chez ses ascendants.

Observation XVII

La famille Z... se compose de trois enfants qui sont :
1° Un fils *épileptique*, mort d'*apoplexie ;*
2° Une fille qui, de 15 à 18 ans, a des attaques d'*épilepsie* qui disparaissent à partir de ce moment. Elle devient plus tard aliénée, fait de nombreuses
tentatives de *suicide* et succombe à des accidents méningitiques;
3° Une fille qui s'est *noyée* dans une période d'aliénation mentale. Nous
ignorons la forme de l'aliénation chez cette dernière fille, mais l'impulsion
très nette de sa sœur *épileptique* nous fait admettre que chez elle cette
impulsion devait exister; il est fâcheux que nous n'ayons aucun renseignement sur les ascendants.

S'il était démontré que le suicide est le résultat d'une
prédisposition spéciale dans les familles à épileptiques, il n'en
resterait pas moins un lien considérable entre les deux:

(¹) Legrand du Saulle, *Étude médico-légale sur les épileptiques*, p. 114.

l'apparition de l'épilepsie dans la famille indique une marche rapide de la dégénérescence dont le suicide a été le premier échelon.

En voici un exemple ci-après :

OBSERVATION XVIII (Personnelle).

Famille B....

1re Génération.	2e Génération.	3e Génération.
1. Fille. — *S'est noyée* volontairement................	»	»
2. Garçon (sans renseignements)	Fille devenue *aliénée* à 26 ans et aussitôt chronique et *démente*.	5 enfants.
3. Garçon (sans renseignements)	Fils idiot *épileptique*. Fille *épileptique*, mariée.	» 1 enfant.

Nous avons dans cette observation le suicide à la première génération, et, dans la seconde, la folie avec démence précoce, l'épilepsie, l'idiotie.

On sait comment se développe la *stupeur* dans le cours des maladies mentales. Le plus souvent elle n'est que secondaire, c'est-à-dire qu'elle succède soit à la mélancolie et n'est que l'aggravation progressive de ses divers symptômes, soit aux autres vésanies avec lesquelles elle alterne assez souvent pour constituer des formes complexes connues de tous. Lorsque la stupeur est primitive, elle naît soit à la suite des maladies générales de longue durée, d'accès d'épilepsie, ou encore d'intoxication alcoolique.

Mais qu'un homme jusque-là en bonne santé soit frappé de stupeur ; que cette stupeur présente les caractères habituels grossis, amplifiés s'il est possible ; qu'elle se dissipe presque subitement après quelques jours de durée pour revenir périodiquement pendant une longue suite d'années toujours égale et identique à elle-même, et certes ce sera un phénomène bien digne d'attirer l'attention et d'éveiller la curiosité d'un observateur. Dans quelle catégorie rangera-t-il ce malade? En fera-t-il un aliéné intermittent, au mépris de l'observation commune qui lui apprend que la folie intermittente ne se présente jamais sous cette forme? Imaginera-t-il d'en faire une sorte de circulaire incomplet, fruste, chez qui la période d'exaltation manque? Quel avantage en retirera-t-il pour la connaissance intime de la maladie, surtout s'il est obligé de s'avouer que la folie circulaire (dénomination purement des-criptive) n'a quelque raison d'être diagnostiquée qu'à la condition que tous ses symptômes soient au grand complet? C'est dans les cas de cette nature que l'étude approfondie des antécédents du malade a une importance capitale. Qu'il cons-tate, par exemple, que dans la famille d'un tel malade il y a des épileptiques, alors la lumière se fera et, s'il ne porte pas par scepticisme scientifique le diagnostic d'*épilepsie larvée*, il diagnostiquera une stupeur intermittente, proche parente de l'épilepsie, et qualifiera d'épileptoïdes les accidents insolites éprouvés par ce malade.

OBSERVATION XIX

Le nommé P..., maçon, âgé de 29 ans, présente l'état suivant au moment de sa séquestration à l'asile.

Il est plongé dans la stupeur; on lit sur sa physionomie la crainte et la souffrance; il ouvre parfois la bouche comme pour parler, mais ses efforts sont vains, il ne peut articuler aucun son. Ses gestes sont bizarres, embar-rassés, empêtrés pour ainsi dire; son extérieur est inquiet; son regard exprime la frayeur et l'égarement. Il ne peut avaler les aliments solides, on parvient seulement à lui faire passer avec la plus grande difficulté quelques cuillerées de bouillon.

Au bout de deux ou trois jours, cet état disparaît comme par enchante-ment, et le malade revient à lui d'une façon complète.

Le mois suivant, s'acquittant d'une commission dont on l'avait chargé, il est frappé subitement de stupeur et pendant huit jours il reste inconscient du monde extérieur.

Le troisième mois, nouvelle rechute; le quatrième mois, le cinquième, le sixième, répétition du même accès dont la durée tend cependant à se réduire sous l'influence de la médication bromurée.

Ce malade ayant été transféré dans un autre asile, nous l'avons perdu de vue, mais voici les renseignements qu'il nous avait fournis sur ses antécédents. Depuis l'âge de 20 ans (depuis 9 ans par conséquent), il est sujet à des accès semblables à ceux qu'il nous a été donné d'observer. Ces accès reviennent tous les mois, d'une façon à peu près régulière et durent de quelques jours à une semaine et au delà; ils sont plus intenses pendant la saison chaude. Il n'est jamais tombé sans connaissance, n'a jamais éprouvé aucun symptôme d'épilepsie, n'a jamais fait, quoique d'une santé délicate, de maladies graves. P... ne savait rien sur ses parents qu'il a à peine connus, mais il a un frère atteint d'*épilepsie* franchement convulsive.

En dehors de cet exemple des plus remarquables, on a l'occasion de constater que la folie, chez les personnes à parenté épileptique, se présente d'emblée sous la forme stupide, avec dépression simple, obtusion intellectuelle et perte du souvenir de la vie passée, le plus souvent sous l'influence d'une cause générale, comme l'anémie. La guérison survient en général rapidement, plus peut-être que dans les cas ordinaires.

Chez deux femmes de nos observations, l'une de 23 ans dont un frère est mort *épileptique*, l'autre de 32 ans ayant un *père en démence* et une *sœur épileptique aliénée*, la stupidité se prolongea de quinze jours à trois semaines, et fut suivie de la guérison.

Si de l'aliénation mentale nous passons aux névroses proprement dites, nous nous trouvons en présence d'une pénurie de faits qui semble indiquer qu'elles sont peu communes dans ces familles à épileptiques. Elles le sont moins assurément que ne l'indique le silence de nos observations, les familles n'ayant pas toujours été interrogées à ce point de vue et les renseignements obtenus étant pour une cause ou pour une autre restés incomplets dans beaucoup de cas. L'hystérie, à qui les auteurs attribuent une certaine importance, n'a pas toujours été notée parce qu'elle était compliquée d'aliénation mentale et que cette dernière seule a été prise en considération. Nous en dirons autant du nervosisme dont les manifestations fugitives et protéiformes échappent souvent aux recherches anamnestiques.

Trois fois seulement nous trouvons relevée chez les mères de nos épileptiques la mention de : *migraines violentes, migraines très intenses,* bien que ce phénomène doive jouer un rôle prédisposant assez marqué, quoique obscur, puisqu'il compte pour 24 1/2 p. 100 dans la statistique que M. Bourneville a communiquée à M. Déjerine (ouvrage cité) et qui est basée sur 244 faits d'hérédité dans l'épilepsie.

Voici pourtant quelques faits où nous trouvons très nettement associés dans une même famille l'épilepsie et l'élément névropathique.

Observation XX

V... (Léonie), 28 ans, lingère, est placée à l'asile pour un délire maniaque avec prédominance d'idées mystiques et religieuses; alternatives de stupeur et d'excitation; extases; attaques de léthargie; anesthésie hystérique généralisée.

Père faible d'esprit, excentrique, sauvage, *boulimique.*

Sœur *épileptique* avec attaque du petit mal.

Observation XXI (Personnelle).

B... (Florence), est atteinte à la puberté de manie furieuse; ses accès se renouvellent à plusieurs reprises jusqu'à l'âge de 35 ans, époque où elle succombe à la phtisie pulmonaire. Elle a eu des convulsions dans son enfance et à plusieurs reprises jusqu'à l'âge de 10 ans ; plus tard, on constate chez elle des phénomènes hystériques : petites attaques, anesthésie, vomissements, perversion intermittente du caractère et de la sensibilité morale.

La mère était névropathique; une sœur de la mère, *épileptique,* est morte à 21 ans; une autre sœur est faible d'esprit.

Observation XXII

La famille G... se compose de cinq filles et d'un garçon. Ce dernier est *épileptique;* une fille est nettement *hystérique* (migraines menstruelles, attaques épileptoïdes et extatiques, etc.), avec accès de folie démonomaniaque; une autre est maniaque nymphomane avec accès de fureur pendant lesquels elle crie et mord « comme ferait une bête furieuse ».

Avec les faits de ce genre (qui ne sont pas les seuls, du reste, mais nous croyons inutile de citer plus abondamment), on comprend qu'il soit difficile de poser des données numériques, l'élément névropathique étant si intimement uni à l'aliénation mentale qu'il n'est pas toujours facile, comme dans les observations précédentes, de le dégager et de lui assigner son véritable rôle.

V

HÉRÉDITÉ CONGESTIVE. — ÉPILEPSIE ALCOOLIQUE

Dans 7 familles sur les 110 qui forment la base de ce travail, nous avons trouvé la coïncidence de l'épilepsie et des formes congestives de la folie, en particulier de la paralysie générale.

Parfois l'élément congestif, au lieu de se manifester dès le début, ne survient que dans le cours de la folie et à une époque déjà avancée. Nous en donnerons plus loin un exemple remarquable.

Chez une femme I..., atteinte de démence lypémaniaque et qui comptait une *épileptique* dans sa famille, il survint une attaque d'*apoplexie* qui la laissa hémiplégique; à partir de ce moment elle fut soumise à de fréquentes attaques épileptiformes et présenta des symptômes non douteux de paralysie générale qui disparurent ensuite pour laisser place aux symptômes ordinaires de démence organique.

M. Foville (*Annales*, 1868, t. I), dans son travail sur l'hérédité dans l'épilepsie, cite une observation dans laquelle il s'agit d'un paralytique général dont le *père* était *épileptique* et qui avait un épileptique parmi ses descendants; on comptait plusieurs autres comitiaux dans cette famille. Particularité digne d'être notée, ce dément paralytique était sujet à de fréquentes attaques épileptiformes et succomba à la suite d'une série de ces accès, de sorte que chez ce malade il semblait y avoir autant d'épilepsie que de paralysie générale.

Cette observation nous semble isolée jusqu'à présent, ou

du moins nos recherches ne nous en ont pas fait trouver de semblables, mais nous en possédons quelques-unes qui constatent cette parenté des affections congestives du cerveau et de l'épilepsie véritable.

OBSERVATION XXIII

Biss..., dont la *mère* était *épileptique*, fut frappé à l'âge de 45 ans et sans cause connue d'un affaiblissement intellectuel qui fit de rapides progrès, au point qu'il n'eut plus conscience de ses actes, marchant devant lui sans savoir où il allait. La parole devint de plus en plus difficile, la jambe droite se paralysa d'abord, puis ce fut la gauche et bientôt survint une attaque apoplectique qui le laissa hémiplégique du côté droit; enfin Biss... succomba à l'asphyxie par le bol alimentaire.

A l'autopsie, on constate que la pie-mère adhère fortement à la substance cérébrale, adhérence surtout prononcée à gauche. L'encéphale atrophié ne pèse que 1,112 grammes et l'hémisphère droit l'emporte de 15 grammes sur le gauche.

Nous ne retrouvons pas chez ce malade paralytique l'épilepsie maternelle sous forme d'accès épileptiformes comme dans le cas cité par M. Foville. C'est un cas de démence primitive sans trace de délire, ce qui démontre très nettement, selon nous, que le malade, prédisposé aux lésions cérébrales diffuses de par l'héritage maternel, était absolument exempt de prédispositions vésaniques; cela est très commun, même chez les *épileptiques aliénés*.

Dans une autre observation, au contraire, nous avons trouvé la disposition épileptique alliée à la paralysie générale. Il s'agit d'un homme de 51 ans, absolument indemne d'intoxication alcoolique, mais qui aurait eu, une quinzaine d'années auparavant, une maladie vénérienne de nature indéterminée. Il a eu cinq enfants qui tous ont succombé entre deux et trois mois. Depuis trois ans, on constatait chez lui une démence progressive, un grand embarras de la parole, un affaiblissement considérable des membres inférieurs, un délire ambitieux très développé, et de fréquentes attaques *épileptiformes*. On signalait comme prédisposition morbide un *oncle maternel épileptique* et plusieurs aliénés dans la famille. Il succomba bientôt après son entrée à l'asile; l'autopsie ne fut pas faite.

Bien que le problème étiologique soit ici un peu compliqué par l'intervention possible de la syphilis, l'observation n'en reste pas moins intéressante. Quelquefois la tendance congestive chez les individus à parenté épileptique se révèle sous les apparences de la paralysie générale sans cependant y aboutir, au moins d'une façon rapide. M. Cullerre a bien voulu mettre à notre disposition un cas excessivement curieux qui, bien qu'incomplet, n'en est pas moins intéressant au point de vue qui nous occupe.

Observation XXIV

Hesp... (Zélie), âgée de 33 ans, a un *cousin épileptique*. Il y a trois mois, elle perd son père, devient triste, préoccupée, se plaint d'un poids dans la tête, et craint qu'il ne lui arrive malheur. Tous les trois jours, elle a un accès de fureur maniaque pendant lequel elle brise tout ce qui se trouve à sa portée, bat son mari et met en pièces ses vêtements.

On l'amène à l'asile en décembre 187... à la suite d'un de ces accès; et séance tenante on constate un état de manie aiguë avec délire ambitieux : elle se dit riche à plusieurs millions. Les pupilles sont légèrement inégales, il y a un embarras intermittent de la parole, de l'amnésie, et un tremblement de la langue et des membres. Quelque temps après, le calme est revenu et les pupilles sont redevenues égales; puis, retour de l'accès maniaque avec délire des richesses et des grandeurs. Elle est malpropre et n'a pas conscience de ses besoins. En juin, six mois après l'entrée, une grande amélioration se produit; en juillet, nouvel accès suivi d'un calme suffisamment prolongé pour permettre la sortie de la malade.

Nous n'avons pas pu savoir ce que cette femme est devenue, mais y aurait-il lieu de s'étonner si la folie congestive avait abouti chez elle à une paralysie générale confirmée? Dans tous les cas, il n'en serait pas moins étrange de voir une folie de cette forme se développer sous une influence aussi banale que la mort d'un parent, si la présence de l'épilepsie dans la famille ne venait nous révéler la véritable cause de l'élément congestif : l'hérédité.

Après avoir apporté des faits où l'épilepsie des ascendants explique l'élément congestif des descendants, il nous reste à fournir des exemples où la disposition congestive des ascendants justifie l'éclosion de l'épilepsie chez les descendants.

Observation XXV

Dans la famille Z... on signale plusieurs aliénés, dont un seul nous est connu. Toute sa vie sujet à des accidents de nature congestive, et poussé impérieusement à d'énormes abus sexuels, il tomba à 68 ans dans un état d'exaltation maniaque violente, alternant avec de la dépression mélancolique et accompagnée de céphalalgies, de raptus congestifs vers le cerveau, d'un éréthisme nerveux extrême. Il criait, chantait des couplets orduriers, se livrait à de violents éclats de rire convulsifs et à une masturbation effrénée. Il mourut dans le marasme.

Son fils était atteint d'*épilepsie de l'adolescence* qui ne se compliqua que vers l'âge de 50 ans d'aliénation mentale transitoire. Marié, il manifesta la même fureur érotique que son père, et eut de nombreux enfants sur le sort desquels nous ne sommes pas fixés.

Observation XXVI

Madame Céline D... a présenté, vers l'âge de 36 ans, des troubles intellectuels sous l'influence de poussées congestives vers les centres nerveux. Le délire présentait la forme maniaque accompagnée d'un appareil hallucinatoire très complet. Comme antécédents héréditaires, nous n'avons à noter qu'un frère mort d'une affection de cœur. Comme antécédents maladifs, madame Céline D... a eu une attaque de rhumatisme articulaire aigu généralisé.

L'affection mentale a persisté pendant plusieurs années, mais avec de très fréquentes rémissions. Puis, le calme s'est maintenu, et madame D... a pu rentrer dans la société où elle est restée pendant sept ans sans offrir de nouvel accès. Cependant son mari nous a fait observer que cette amélioration prolongée n'était point l'état normal de la malade avant son accès d'aliénation; mais un état inférieur au point de vue de l'intelligence, et surtout du caractère et de l'humeur.

En 1873, à l'âge de 43 ans, madame D... va faire un voyage à l'étranger avec une de ses filles. Elle a de vives contrariétés d'intérêt. Un accès de délire maniaque éclate; elle s'échappe de chez elle, *se perd pendant plusieurs jours et n'est retrouvée que par les soins de la police.* Au bout de deux mois environ, une légère amélioration survient. Mme D... est ramenée en France, mais, à peine de retour, elle est frappée d'une attaque d'*apoplexie* qui la laisse hémiplégique. Le délire survient de nouveau, et en même temps elle conçoit une haine violente contre deux de ses filles. Elle fuit le foyer conjugal, va s'installer à l'hôtel; lance les plus odieuses accusations contre sa famille, commet des scandales chaque jour. En même temps le sentiment de la personnalité s'exagère, madame D... devient fière, hautaine, manifeste quelques idées de grandeur; bref, on nous l'amène.

Nous constatons un délire maniaque avec congestion violente des centres nerveux. Sous l'influence du traitement, le délire maniaque et la congestion disparaissent; il ne reste plus que la perversion des sentiments affectifs et de la faiblesse des facultés. En même temps, épistaxis répétées et d'une abondance extrême; tendances apoplectiques continuelles; somnolences. Cependant il n'est pas de mois où tout disparaisse et où madame D... ne semble complètement guérie; elle retombe bientôt; le délire reparaît avec les épistaxis.

Un an après la première attaque d'apoplexie, congestions répétées avec perte de connaissance. L'intelligence, cette fois, succombe définitivement. Plus de mémoire, plus d'initiative, la malade ne comprend plus rien, elle manifeste des tendances destructives, elle devient gâteuse... Elle a toujours des hémorrhagies nasales énormes et des attaques congestives.

Enfin, en février 1876, une nouvelle attaque d'apoplexie foudroyante l'emporte.

Madame D... avait deux filles : la première, névropathe et d'une intelligence normale, présentait une sensibilité extrêmement exagé.ée et divers symptômes d'hystérie; l'autre a toujours donné des signes d'excentricité et de défaut d'équilibre intellectuel; d'une religiosité exagérée, elle a d'abord pris le voile, puis fait un mariage ridicule et absurde; elle est *épileptique.*

Ces deux observations nous paraissent assez concluantes pour n'avoir pas besoin d'être commentées.

Moreau (de Tours) (¹), étudiant l'étiologie de l'épilepsie, dit que les paralysies et les apoplexies entrent ainsi que l'hystérie pour un neuvième comme cause héréditaire de l'épilepsie. — H. Martin (²) trouve que dans 83 familles à épileptiques, il y a eu 15 apoplexies et seulement 4 cas d'aliénation mentale! Il attribue ces apoplexies aux lésions des vaisseaux causées par l'alcoolisme; nous ne croyons pas que cette cause soit aussi générale qu'il le suppose. Ce qui est indubitable, c'est la fréquente relation qui existe dans une même famille entre l'épilepsie et certains accidents de nature cérébrale, tels que morts subites, attaques précoces d'apoplexie, inflammations aiguës des centres nerveux et de leurs enveloppes. Bien que ces faits ne se rattachent que de très loin à l'aliénation mentale et que les renseignements sur les antécédents de famille n'aient pas été pris à ce point de vue, sauf à de rares exceptions provenant surtout des observations de M. Cullerre, il se trouve que dans 14 familles sur 96 nous avons pu constater de ces accidents; dans une même famille nous avons parfois trouvé plusieurs cas; aussi le nombre des faits relevés est-il supérieur à 14.

Nous avons pu constater que dans ces familles non seulement les individus indemnes de troubles psychiques, mais encore les aliénés, avaient une tendance à succomber à ces accidents. Cela, du reste, n'a rien d'étonnant, puisque nous avons vu la fréquence des accidents congestifs chez les aliénés appartenant à ces familles.

Parfois, l'épilepsie alterne avec l'apoplexie dans la même famille. Ainsi, dans la famille Lia..., on trouve : 1° l'aïeul maternel épileptique; 2° la mère, qui n'a pas encore cinquante ans, frappée déjà de deux attaques d'apoplexie avec hémiplégie

(¹) Mémoires de l'Académie de Médecine, 1854.
(²) Annales, 1879, t. I, 57.

droite; 3° un *fils* qui, à 12 ans, a des *vertiges,* à 15 ans de *grandes attaques,* à 23 ans des désordres psychiques nécessitant son admission dans un asile d'aliénés; 4° deux autres fils indemnes jusqu'ici d'accidents névropathiques.

On ne saurait voir, d'une manière générale, une relation étroite entre l'épilepsie et les lésions du cerveau déterminant l'ictus apoplectique; mais il est certain cependant que les faits comme le précédent indiquent cette relation au moins dans certains cas et la mettent en évidence. Non seulement on constate l'alternance de ces deux ordres de phénomènes, mais on les rencontre aussi simultanément dans la même famille. Une jeune fille, G..., atteinte dès l'enfance d'*accidents épileptiques* et de symptômes de sclérose cérébrale et médullaire, avait pour *aïeul paternel un apoplectique paralysé* dont le *père* était *épileptique.*

Cette relation deviendra encore moins douteuse quand on trouvera ces accidents à la fois dans l'ascendance paternelle et dans l'ascendance maternelle d'un épileptique.

OBSERVATION XXVII (Personnelle).

J... (Juliette-Joséphine-Camille).

Père mort de la poitrine il y a cinq ans; mère morte à 50 ans d'hémorrhagies utérines. Elle était très nerveuse; elle n'avait pas d'attaques de nerfs, mais dans sa famille on dit que la malade *tient sa maladie de sa mère.*

Deux frères et deux sœurs bien portants, intelligents.

Aïeule paternelle morte à 80 ans; aïeul, sort inconnu.

Cousin germain paternel mort *épileptique.* Le père de ce dernier est *mort paralysé* à 48 ou 50 ans, après une longue maladie.

Épilepsie depuis l'âge de 7 à 8 ans.

Front beaucoup plus large à gauche qu'à droite; face intelligente; cicatrice de brûlure à la joue droite, ayant déformé la commissure labiale. Raphé palatin porté à droite, voûte très ogivale.

Attaques rares; elle les sent venir; ça la serre très fort à l'estomac : le cœur lui bat, et elle peut appeler à son aide.

Règles régulières, accompagnées d'attaques par séries. — Internée pour agitation et actes immoraux.

OBSERVATION XXVIII

G..., *épileptique*, forte, bien portante, exempte d'infirmités, devenue aliénée par suite de ses accès convulsifs, est trouvée morte dans son lit à l'âge de 39 ans. Sa *mère*, à 50 ans, est frappée d'*apoplexie* et demeure hémiplégique; le père meurt à 58 ans d'une maladie d'estomac; un *frère* de ce dernier succombe en deux jours à une *paralysie généralisée*. Il avait une *fille* atteinte d'*épilepsie* et qui a succombé à un accident causé par cette maladie.

Nous nous refusons absolument à voir dans les cas semblables au précédent une simple coïncidence entre les deux ordres d'accidents. Nous ne nous dissimulons pas que le nombre des faits que nous pouvons fournir à l'appui de notre opinion est insuffisant au point de vue de la démonstration, mais nous les croyons au moins suffisants pour attirer l'attention des cliniciens.

Nous ajouterons quelques faits à ceux que nous venons de citer en ce qui concerne l'apoplexie et les accidents convulsifs précédant la mort.

OBSERVATION XXIX

Lac... (Louis) est atteint d'*épilepsie* depuis son enfance; les attaques sont assez fréquentes, de dix à quinze par mois.

Son *père* est mort d'*apoplexie* en 1866.

Sa *mère* a été *trouvée morte* dans un champ, où elle était allée récolter des raisins.

Sa *sœur*, *épileptique*, est morte à l'hospice d'Angoulême.

Ici encore l'apoplexie semble exister des deux côtés, si l'on admet, ce que rien ne prouve, il est vrai, que la mère a succombé à un accident de ce genre. La mort subite à la suite d'un ictus apoplectique est rare, mais n'est pas impossible;

on a vu des malades succomber en moins d'une heure, en cinq minutes [1]. De plus, on admet encore généralement aujourd'hui l'apoplexie nerveuse, à laquelle on voit succomber de temps en temps quelques malades, surtout les héréditaires, dans les asiles d'aliénés. Dans ces cas, nous avons pu le constater nous-même, l'autopsie est complètement négative, et on se trouve dans la nécessité d'invoquer cette même apoplexie nerveuse pour expliquer la mort.

Dans notre observation IX, nous trouvons sur cinq enfants *une mort subite* et *un épileptique,* et dans la génération suivante issue de celle-ci, moins l'épileptique nous comptons *trois morts subites* en bas âge, *une mort subite* à 30 ans et *trois épileptiques.*

Comme dernier exemple où les cas de mort par accidents cérébraux et épilepsie s'accumulent dans la même famille, nous rappellerons notre observation X, dans laquelle nous voyons *une épileptique* avoir une *mère* morte après une attaque d'*apoplexie, deux cousines germaines* du côté maternel *épileptiques,* tous les parents du côté de la mère morts à la suite d'attaques semblables.

Il nous reste à parler maintenant de la coïncidence dans une même famille de l'épilepsie et de l'inflammation généralisée des centres nerveux. Disons tout d'abord qu'une prédisposition nouvelle, l'alcoolisme, vient ici dans la plupart des cas se joindre aux deux autres. Les méningo–encéphalites et les méningo–myélites que nous avons constatées dans les familles à épileptiques, nous ont semblé en effet assez uniformément sous la dépendance des accidents alcooliques; ainsi le père d'un de nos malades épileptiques, grand buveur, est mort à 76 ans après huit jours de convulsions (Obs. XXXII).

Voici une autre observation de ce genre :

[1] *Dictionnaire encyclopédique des sciences médicales,* 1re série, t. V, p. 691.

OBSERVATION XXX

La nommée M... (Josephine), femme R..., constitution assez bonne, tempérament sanguin, nerveux, embonpoint un peu diminué, taille moyenne, est atteinte de troubles intellectuels dont les symptômes les plus manifestes sont de la stupidité avec idées de persécution.

La physionomie est présque inerte, la malade répond à peine aux questions qui lui sont posées. Elle a refusé de manger ; la langue est large, un peu saburrale, un peu parsemée de sillons comme celle des fumeurs l'est souvent ; le pouls est petit, la peau est chaude, fortement couverte de sueur. Mme R... marche difficilement, elle se plaint de douleurs à la partie inférieure du dos. Des hallucinations existent chez cette malade et son état de stupidité en est sans doute la résultante. Au dire du certificat joint à la demande d'admission, cette malade aurait fait des *excès alcooliques* et ce serait, suivant ce que nous racontent les parents, depuis trois semaines seulement que la susnommée serait en butte à la tristesse et à des idées délirantes. On nous a affirmé qu'il n'y avait point d'hérédité comme étiologie maladive. Mme R... a toutefois un de ses enfants *épileptique* et qui a été traité à l'asile. Diagnostic : lypémanie avec stupidité et hallucinations. Pronostic très incertain.

Étiologie. *Alcoolique.*

3 septembre 1872. La nommée M... (Joséphine) est atteinte de méningo-encéphalite qui met ses jours en danger. La *paraplégie* incomplète que nous avions constatée à l'entrée a augmenté. La malade a dû être maintenue au lit. Le délire est devenu plus bruyant. Aujourd'hui, nous constatons des *convulsions* alternant avec de la *contracture* des membres, ce qui est d'un pronostic grave.

8 septembre 1872. *Autopsie vingt-neuf heures après la mort.* Pas de rigidité cadavérique, putréfaction commençante. Les os crâniens ne présentent rien à signaler, les sinus jugulaires sont gorgés de sang noir qui s'écoule abondamment à la section ; forte congestion des méninges.

L'encéphale pèse 1,200 grammes ; le cerveau pèse 400 grammes.

La pulpe cérébrale a perdu de sa consistance ; nous trouvons quelques points de ramollissement à la base des lobes droits.

Rien au cervelet. La moelle épinière est notablement congestionnée, mais ne présente que du piqueté.

Le cœur pèse 347 grammes ; son volume très considérable est dû surtout à la dilatation des cavités ; il est flasque et présente de la surcharge graisseuse. L'endocarde des deux cavités est d'un rouge vineux et cette coloration résiste au lavage; la valvule mitrale, très tuméfiée sur ses bords, est d'une coloration encore plus foncée.

La valvule tricuspide est saine. Rien à l'artère pulmonaire. Les valvules sygmoïdes de l'aorte présentent vers leur insertion des renflements moniliformes.

Les poumons ont contracté à gauche, sur toute leur étendue, des adhérences tellement fortes qu'une partie de la base se déchire et reste adhérente au diaphragme, tant le poumon est congestionné.

A gauche, cette congestion est apoplectiforme, il n'y a plus de crépitation; la substance pulmonaire tombe au fond de l'eau. Aux sommets, et notamment à gauche, on voit des tubercules disséminés en voie de ramollissement.

L'estomac et les intestins, très distendus, ne présentent aucune lésion apparente.

Le foie pèse 1,080 grammes. Il est d'une teinte rosée presque uniforme, la vésicule biliaire est presque vide. La rate très petite, ramollie, d'un rouge foncé, pèse 97 grammes. Les reins, congestionnés, pèsent : le droit, 140 grammes; le gauche, 155 grammes.

L'utérus dans le col est proéminent; il pèse avec ses annexes 97 grammes. L'ovaire droit présente encore une cicatrice appréciable.

Rous... (Ernest-Maximilien), fils de la précédente.

Épilepsie dont le début remonte à une époque qui nous est inconnue. Troubles intellectuels consécutifs aux accès. Perversion des sentiments affectifs. Sait lire et écrire. Les crises se produisent soit isolément, soit par séries. Quand les convulsions se succèdent rapidement, des accidents formidables se déclarent.

Crises en 1873.

Avril.	Mai.	Juin.	Juillet.	Août.	Sept.	Octob.	Nov.	Décemb.
53	48	80	100	69	72	66	59	47

Crises en 1874.

Janv.	Fév.	Mars.	Avril.	Mai.	Juin.	Juill.	Août.	Sept.	Oct.	Nov.	Déc.
39	34	52	45	31	35	22	26	22	24	14	45

Crises en 1875.

Janvier.	Février.	Mars.	Avril.	Mai.	Juin.	Juillet.	Août.
43	26	37	44	29	39	227	»

Épilepsie compliquée d'excitation maniaque. Crises diurnes et nocturnes. Il en éprouve invariablement une en se levant. Parfois agressif et dangereux. Fréquents embarras gastriques.

29 juillet 1875. Ce matin à partir de deux heures, le malade est pris de

crises convulsives; au moment de la visite il en a déjà eu douze (calomel, 1 gramme en 5 paquets, lavement purgatif). A trois heures de l'après-midi, le nombre des crises a atteint un chiffre considérable, elles se renouvellent toutes les dix minutes. Pouls très fréquent, peau chaude, sueurs profuses; température, 41°.

Saignée de 440 grammes. Aussitôt après la saignée, les crises reparaissent; il en a eu trois en moins d'un quart d'heure. Un bain froid à 25°,5 est administré; le malade y reste douze minutes, il a deux crises dans le bain. — La température après le bain est de 33°,6, l'eau du bain est montée à 26°,5. — Les crises continuent; à six heures, la température est de 40°,5. — Deux mêmes bains froids d'un quart d'heure. — A sept heures, lavement avec quatre grammes de chloral. Vers le soir, les crises commencent à s'espacer un peu, et vers deux heures du matin elles cessent complètement.

Le matin à la visite, le pouls est d'une fréquence extrême, la température très élevée, le malade, malgré les lavements, n'est pas allé à la selle. — La respiration est courte et rapide; pas de connaissance. — Sulfate de quinine, 75 centigrammes, — lavement purgatif. — Deux crises dans la journée, quatre dans la nuit; selles abondantes.

1er août 1875. Ce matin, affaissement profond. Extrémités froides, plus de pouls aux deux bras. Les battements de cœur sont très faibles et très fréquents; adynamie profonde. Café 100 grammes, frictions alcooliques; sueurs froides, — bouillon.

Dans la journée, la chaleur reparaît; le malade répond même quelques mots à l'aumônier, mais le pouls est toujours insensible.

Mort à deux heures du matin.

Autopsie, trente-deux heures après la mort. — Rigidité cadavérique presque complètement disparue. Cuir chevelu d'une épaisseur considérable. Os du crâne très épais, comme ligneux; le marteau entre dedans sans les briser; il les écrase, ils sont très rouges intérieurement.

La dure-mère incisée laisse voir: 1° La partie postérieure de l'encéphale d'un aspect normal;

2° La partie antérieure qui présente une couleur rouge vif uniforme, sauf en certains points où elle devient plus foncée. Il y a une vascularisation et une congestion énormes des membranes, environ au niveau du tiers antérieur de la surface du cerveau. La pie-mère, dans toute cette partie, a déjà contracté des adhérences avec la substance grise qui elle-même est ramollie et d'une couleur lie de vin, qui indique un état congestif très prononcé.

A la coupe, l'hémisphère droit présente un fort piqueté, le gauche un peu moins; les vaisseaux des plexus choroïdes sont gorgés de sang.

Dureté élastique de toute la substance blanche; cervelet sain; la protubérance ne présente rien de particulier; le bulbe et la naissance de la moelle épinière sont resserrés, principalement cette dernière qui semble comprimée.

Hémisphère droit............	565 grammes.
— gauche...........	582 —
Cervelet, isthme et bulbe.....	180 —
Encéphale............	1,327 grammes.

Poumons sains, mais présentant une forte congestion (probablement hypostatique) à la partie postéro-inférieure, et quelques bulles d'emphysème à leur surface. Cœur gorgé d'un sang très fluide, mais ne contenant pas le moindre caillot. Poids: 255 grammes.
Reins et foie normaux.

Nous voyons ici la mère *alcoolique* mourir après des alternatives de convulsions et de contractures suivies de coma et le fils succomber lui-même, trois ans plus tard, à une attaque de méningo-encéphalite aiguë. Dans l'observation suivante, le *père* d'un *épileptique, alcoolique* et toujours ivre, est frappé à 40 ans d'une *paralysie* qui dure dix ans, la mère succombe à 50 ans à des accidents aigus du côté de la moelle et du cerveau.

OBSERVATION XXXI (Personnelle).

Dua... (Rémy-Georges). Trouble mental de nature maniaque consécutif à l'*épilepsie*, hallucinations nombreuses. Conceptions délirantes religieuses.
Décembre 1880. Début de l'épilepsie entre 17 et 18 ans. Cela revenait tous les huit à quinze jours, sous la moindre influence morale. Le malade est l'aîné de cinq enfants; son frère seul vivant était le quatrième, bien portant.
Le 2e est mort à 2 ans (coqueluche);
La 3e, fille, morte à 5 ans;
Le 5e, garçon, mort de 2 à 3 ans.
Mère morte à 45 ans, à la suite de maladie; père mort à 50 ans, depuis dix ans ne pouvait presque plus marcher, mort d'affection cérébrale, paralysé. Le malade ne peut donner plus de renseignements, il ne connaît pas sa famille.
Tête assez mal faite, sortante à droite, rentrante à gauche.

Attaques, cinq à six par mois.

Lorsqu'il a beaucoup d'attaques il a un peu d'agitation maniaque.

Le père buvait et était toujours ivre.

Un fait qu'il importe de bien spécifier, c'est que les excès alcooliques font naître l'épilepsie chez les individus prédisposés ; cela nous explique un certain nombre de ces épilepsies tardives qui ne peuvent être considérées autrement que comme idiopathiques, malgré l'influence de l'alcool.

Il y a, en effet, une grande différence à faire entre les manifestations épileptiformes et les manifestations épileptiques chez l'alcoolique.

Les manifestations épileptiformes peuvent accompagner l'alcoolisme aigu ou chronique. Dans l'alcoolisme aigu, quel que soit le genre d'intoxication, l'attaque rappelle par ses caractères formidables le même accident survenant dans le cours de la paralysie générale ; or, on sait que cette attaque épileptiforme diffère notablement de l'accès épileptique vrai. Dans l'alcoolisme chronique, les mêmes attaques peuvent se produire, ou bien les accidents sont plutôt épileptoïdes et ressemblent à ceux qui sont symptomatiques des lésions organiques du cerveau et qui consistent soit en attaques comateuses suivies de paralysies transitoires, soit en secousses convulsives généralisées ou localisées à un certain nombre de groupes musculaires avec, le plus souvent, conservation partielle de la conscience.

Mais l'*épileptique alcoolique*, dont l'épilepsie ne rentre pas dans les catégories précédentes, ne diffère pas de l'épileptique ordinaire et peut être soumis à toutes les manifestations que subit ce dernier : grands accès, accès incomplets, vertiges, etc. Drouet[1] avait pressenti ces différences dans ses recherches sur l'épilepsie alcoolique, mais sans préciser exactement ce point de clinique.

[1] *Annales médico-psychiques*, 1875, t. I, p. 195.

Observation XXXII (Personnelle).

Jaul... (Louis), cantonnier, 50 ans, entré à l'asile pour la troisième fois le 12 novembre 1878.

Père mort *alcoolique* à 76 ans, d'*accidents convulsifs* ayant duré huit jours; deux frères atteints dans leurs facultés; une mère aliénée. Trois enfants, deux filles dont l'une a eu pendant l'enfance un abcès osseux de la cuisse et a eu un enfant naturel. Le fils, affection suppurante de l'oreille.

13 novembre. Délire de nature épileptique avec accès de fureur.

Décembre. Lypémanie, intermittences, fréquent retour des troubles intellectuels.

20 décembre 1880. Il tombe depuis trois ans et demi à peu près. Ça l'a pris un jour sur la route après des *libations trop prolongées*. A l'âge de 3 ans, variole très grave. Au régiment, la chaudepisse. *Excès alcooliques* habituels, principalement de vin blanc. Sa femme avait une mauvaise conduite; ils tenaient cabaret. Côté gauche de la face un peu mieux développé, tête en pain de sucre. Il s'est marié à 18 ans.

Délire mélancolique par accès réguliers. De temps en temps, il cherche à se tuer. Il a récemment cherché à se noyer et à s'étrangler, subitement, par impulsion. Obsessions nocturnes très intenses.

Octobre 1880. Accès jusqu'à la fin de l'année : 5, 2, 1.

Accès pendant l'année 1881 : 4, 6, 4, 4, 2, 3, 2, 3, 4, 8, 7, 4.

Accès pendant l'année 1882 : 5, 6, 11, 7, 12, 4, 12, 9, 8, 6.

Septembre 1883. On remarque qu'à certaines périodes le délire devient expansif. Il s'imagine avoir mérité la croix d'honneur, se croit très capable, et s'étonne qu'on ne lui donne pas une place dans l'établissement.

17 octobre. A la suite d'un accès, subagitation, chante et danse, puis devient triste et dit avoir beaucoup de chagrin de n'être pas dans sa famille à travailler; pas d'idées de suicide.

19 décembre. Nouvel accès d'agitation. Abruti, chante et danse, puis tombe dans la stupidité. Refuse de manger, parce qu'il ne veut pas mourir. S'imagine sans doute qu'on veut l'empoisonner.

25 décembre. Égarement complet, abruti, l'œil atone, parfois terrifié; refus d'aliments. Cela dure une dizaine de jours, puis il revient à son état ordinaire.

1887. Toujours le même délire de nature alcoolique avec de fréquents accès d'agitation.

Voici, maintenant, l'intéressant tableau généalogique de cette famille :

Famille Jaul...

Jaul..., grand buveur, infirme, meurt vers 76 ans après 8 jrs de convulsions. Il épouse deux femmes, ci :

1re femme morte jeune, sans renseignements.

1. Auguste. *Infirme des deux membres inférieurs.* Cette infirmité était congénitale ou datait de la première enfance.

2e femme morte âgée, semble avoir joui d'une bonne santé.

1. Aimée. Saine, se marie tardivement, passé 40 ans. → 2 filles (?). → ?

2. François. Épouse Marie Buton. Il semble avoir eu des attaques convulsives. Il est devenu *fou* et s'est *coupé la gorge* dans un accès de délire. 6 enfants.
   1. Pierre, métayer. Marié. → 3 enfants garçons.
   2. François. Marié, mort poitrinaire à trente et quelques années. → ?
   3. Marie - Rose. 6 enfants en peu de temps; *aliénée* pendant la lactation. → 6 enfants en bas âge.
   4. Louis, militaire. Mort à la guerre. → »
   5. Alexandre, journalier. → 1 fille.
   6. Marie. Mariée → 2 filles et 2 garçons

3. Pierre. Instable, lunatique, alcoolique renforcé. Épouse une femme riche et mange son avoir en entreprises insensées. Essaie en vain trente-six métiers différents, tombe complètement en *démence organique* à 65 ans.
   1. Fille (?). . . . → ?
   2. Fils mort en bas âge. → »

4. François, métayer. Marié, mort vers 56 ans, on ne sait de quoi. → Plusieurs enfants. Pas de renseignements. → ?

5. Louis, cantonnier. Épouse une femme dissipatrice; alcoolique, puis *épileptique* et enfin *aliéné* vers 45 ans.
   1. Fille. Saine, mariée. → 1 fille, 10 ans.
   2. Fille. A un enfant naturel; elle épouse plus tard le père. → 1 enfant en bas âge.
   3. Fils, soldat. Affection suppurante de l'oreille, scrofuleux. → »

Voilà une épilepsie née bien évidemment sous l'influence de l'alcool et qui cependant n'a rien d'alcoolique : J... (Louis), séquestré depuis longtemps, est toujours épileptique, malgré l'absence de tout excès. Le délire qui suit ses accès est de nature épileptique; il consiste dans le retour persistant des mêmes idées, des mêmes hallucinations et des mêmes impulsions. De plus, le père est alcoolique, et cet agent n'est pas sans jouer un certain rôle dans l'hérédité nerveuse des enfants : dypsomanie, épilepsie, suicide, démence sénile précoce, voilà bien de quoi frapper un observateur cherchant le pourquoi des choses.

Observation XXXIII

Mauf... (Pierre). Père vivant, âgé de 78 ans; bien portant, sobre. Mère morte à 72 ans environ, habituée à des *excès alcooliques de vin rouge*, déterminant des troubles délirants, des accès passagers de folie. Le fils ne peut dire si ces habitudes remontaient à une époque éloignée.

Quatre enfants; lui l'aîné. Le second est bien portant, a fait un congé de sept ans.

Le troisième, âgé actuellement de 30 ans, était sujet dans son enfance à des *accès d'épilepsie* et présente toujours au moins des troubles des idées et des accès d'aliénation mentale. Le quatrième fils a fait un congé de cinq ans et est bien portant.

Ils sont tous célibataires.

Mauf... est atteint d'épilepsie. Il y a longtemps que cela a commencé, il lui est impossible d'en préciser l'époque. Il ne croit pas cependant que ce soit avant 30 ans. Dans son adolescence, il n'a jamais rien éprouvé de ce genre.

A 18 ans, il a eu une espèce de fièvre qui a duré un mois.

Depuis longtemps, il se livre à des excès alcooliques, principalement de vin rouge. Il ne ferait pas abus de vin blanc et n'a pas bu quatre verres d'absinthe dans sa vie.

12 avril 1879. Depuis quatre mois les attaques sont devenues plus violentes et se sont compliquées d'un délire fréquent. Il a toutes les nuits des cauchemars; il croit voir des fantômes, des diables, des figures imaginaires.

Il s'est un jour introduit dans une maison où il y avait une fille qu'il voulait épouser à tout prix. Il se battit avec le père qui fut obligé de le trainer dehors par les jambes.

Un autre jour, on le retire d'un puits. Mais il prétend y être tombé par inadvertance.

8 juin 1879. Il a pour la première fois depuis son entrée une attaque épileptique très légère. Il perd un instant connaissance; s'affaisse un peu, gratte le sable tout autour de la place où il s'est accoudé, puis revient à lui.

7 juillet. Il a une crise semblable à celle qu'il a éprouvée il y a un mois; c'est plutôt une absence qu'une attaque.

27 août. On le mène à la cave arranger des tonneaux, il réussit à boire un peu, et l'agitation le prend. Il se promène dans son préau en chantant à tue-tête; il se plaint de son frère, qu'il accuse de le négliger et de ne pas venir le voir. Il se plaint de sa position, se demande pourquoi on l'a amené à l'asile.

24 février 1880. Malade, reste au lit.

25. Trois attaques.

28. Il est agité.

29 mars. Une attaque.

5 juin. Une attaque.

1er août. Ce malade est très lucide, se rend un compte exact de la situation et de ce qui s'est passé, et fait les plus grands serments de ne plus boire. Je ne constate aucune déformation de la face, de la tête et du voile du palais; cet homme est fort et bien construit. La face, énergique, n'est pas inintelligente.

Ici nous avons comme antécédents une mère habituée à des excès de vin rouge déterminant des troubles délirants, des accès passagers de folie; cette femme a quatre enfants, le deuxième et le quatrième sains, le premier et le troisième épileptiques. Chez l'un, c'est l'épilepsie de l'enfance cédant plus tard le pas à la folie; chez l'autre, on ne constate rien avant 30 ans, mais alors on trouve de l'épilepsie avec du délire d'accès, redoutable par ses caractères d'impulsivité et d'instantanéité. Assurément il ne s'agit pas ici d'épilepsie ordinaire, ce sont bien plutôt des cérébraux.

OBSERVATION XXXIV

F... (Julie), âgée de 37 ans. Père *alcoolique*. Cousine germaine aliénée.

Entrée à l'asile le 16 janvier 1879. *Épilepsie*, idiotie et goître, avec désordres musculaires convulsifs, balancements, crises et rires à la façon des idiots.

Nous venons de voir dans ces observations l'alcoolisme chez les ascendants semblant jouer un certain rôle dans la production de l'épilepsie des enfants. Cette question a déjà été traitée à plusieurs reprises.

Morel (¹) dit en effet : « C'est surtout dans les cas d'alcoolisme du père et de la mère qu'il est possible, la plupart du temps, de relier à leur véritable cause génératrice les mauvais instincts des enfants, leur état d'épilepsie, d'idiotie, d'imbécillité, » et nous lisons dans H. Martin (²) que 83 familles dans lesquelles un ou plusieurs membres présentaient une surexcitation nerveuse d'origine alcoolique, ont eu 410 enfants. Sur ce nombre 108 ont eu des convulsions et, en 1874, 169 étaient morts; sur les 241 survivants, 83, c'est-à-dire plus du tiers, étaient épileptiques.

Dans nos dernières observations, nous voyons l'alcoolisme jouer un certain rôle de cette nature, soit seul (obs. XXXIII), soit uni à quelque autre accident de nature cérébrale chez l'autre conjoint. Dans l'observation XXXII, on voit chez le père l'alcoolisme avec des accidents convulsifs déterminant la mort, le fils est épileptique ; dans l'observation XXXI, l'alcoolisme est compliqué de lésions médullaires finissant par amener la paraplégie et l'apoplexie, le fils est épileptique simple avec aliénation ; dans l'observation XXXIV, il y a alcoolisme du père avec vésanie collatérale, et comme résultat chez la fille l'épilepsie et l'idiotie ; enfin, dans un dernier cas (obs. XXVI), on voit chez le père l'alcoolisme et chez la mère la folie congestive terminée par l'apoplexie avoir pour résultat l'épilepsie de la fille.

(¹) MOREL, *Traité des dégénérescences de l'espèce humaine.* Paris, 1857.
(²) H. MARTIN, *De l'Alcoolisme des parents considéré comme cause de l'épilepsie chez les descendants.* (*Annales méd. ps.,* 1879, t. I, p. 56.)

CONCLUSIONS

Nous l'avons dit en débutant, nous admettons l'hérédité dans l'épilepsie comme démontrée par les travaux antérieurs, et notre but n'a pas été d'en prouver l'existence une fois de plus, mais bien de rechercher par quels caractères elle se manifeste.

Si, arrivé au terme de notre travail, nous embrassons dans un coup d'œil général les développements dans lesquels nous sommes entré, nous croyons pouvoir fournir les conclusions suivantes :

1° Dans nos familles d'épileptiques, l'épilepsie est la plus fréquente des formes d'hérédité (hérédité similaire). — L'hérédité est souvent directe, mais il faut tenir compte aussi de l'hérédité collatérale.

2° Viennent ensuite les différents modes de l'aliénation mentale, depuis les simples troubles passagers de l'intelligence jusqu'à l'imbécillité et l'idiotie ; en général, ils sont tous caractéristiques de la dégénérescence mentale par leur symptomatologie confuse et protéiforme.

3° Les névroses diverses telles que la chorée, l'hystérie, etc., ne semblent pas se rencontrer fréquemment.

4° On n'en peut dire autant des affections congestives de l'encéphale, qui semblent fréquemment en relation d'hérédité avec l'épilepsie dans les familles, comme tendant à démontrer les faits que nous avons fournis à l'appui.

5° L'intoxication alcoolique des ascendants peut, dans certains cas, faire naître l'épilepsie chez les descendants.

6° L'alcool, en dehors des accidents épileptiformes qui peuvent résulter de l'intoxication qu'il détermine, fait éclore chez certains sujets prédisposés aux accidents névropathiques une épilepsie qui ne diffère en rien de l'épilepsie essentielle.

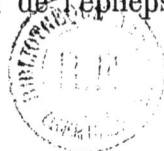

www.ingramcontent.com/pod-product-compliance
Lightning Source LLC
Chambersburg PA
CBHW070856210326
41521CB00010B/1959